전통차 허브차
한잔에 담긴 건강 마시기

차잎을 사용하지 않는 차, 동서양의 대용차

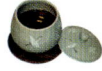

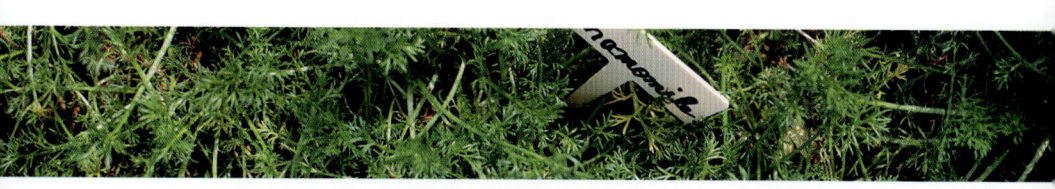

최성희(동의대 식품영양학과 교수) 지음

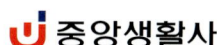
중앙생활사

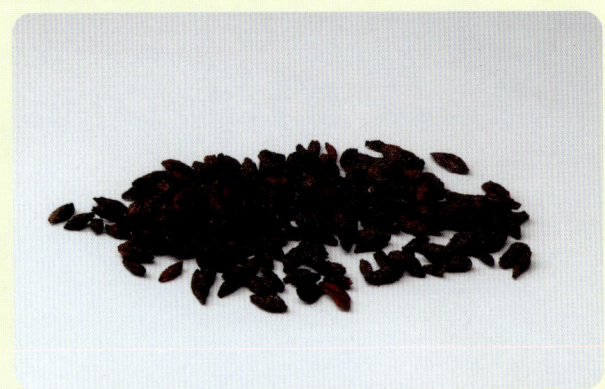

구기자 열매 – 혈액순환에 효과

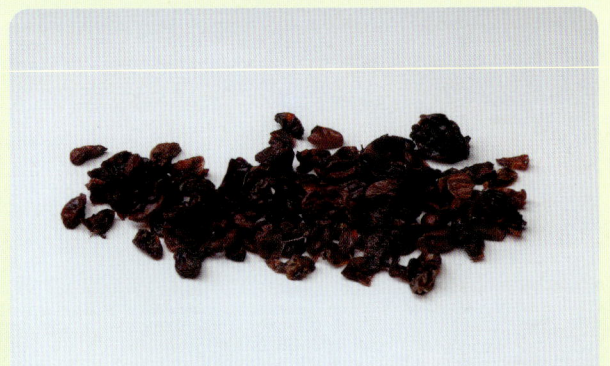

오미자 열매 – 혈압강하, 간장해독 작용

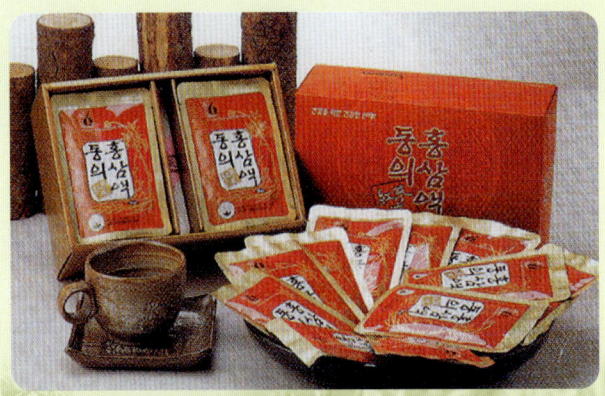

국내산 홍삼액 제품 – 강장, 피로회복에 효과

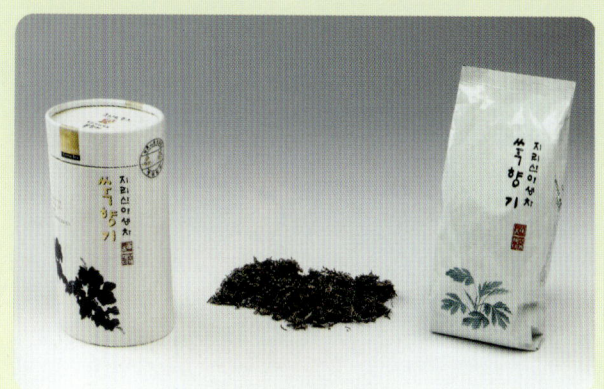

국내산 쑥차 – 지혈, 빈혈, 복통에 효과

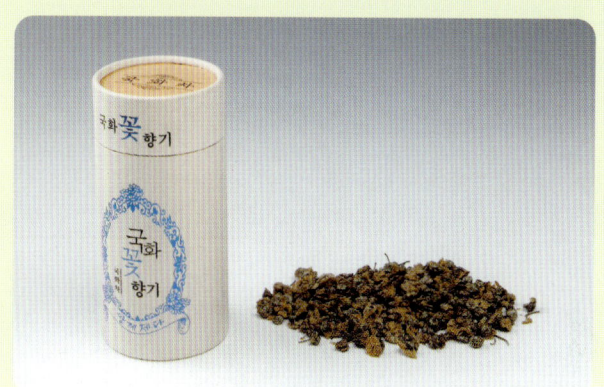

국내산 국화차 – 해열, 해독, 진통효과

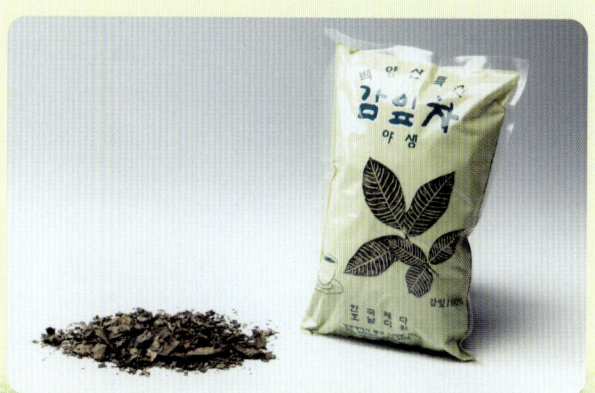

국내산 감잎차 – 위궤양, 당뇨에 효과

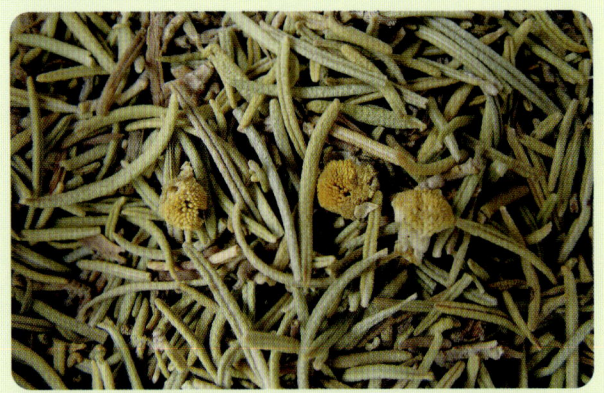

로즈마리 – 두통, 소화불량에 효과

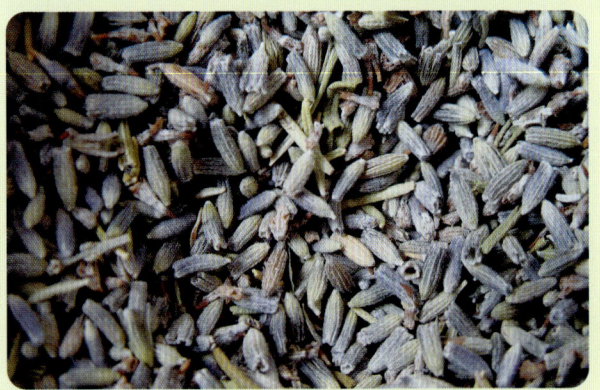

라벤더 – 소염, 피부 보호에 효과

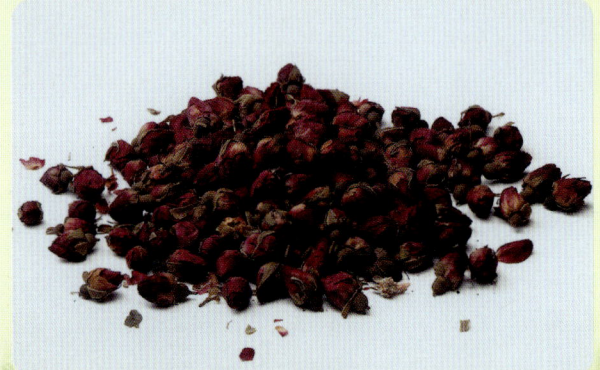

장미(중국산) – 신경과민, 정서불안에 효과

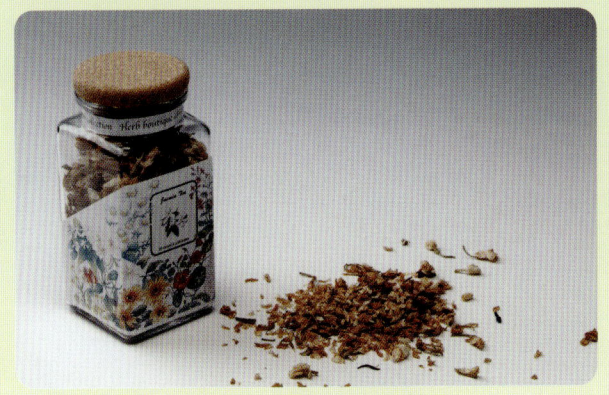

재스민 – 내분비계 조절작용

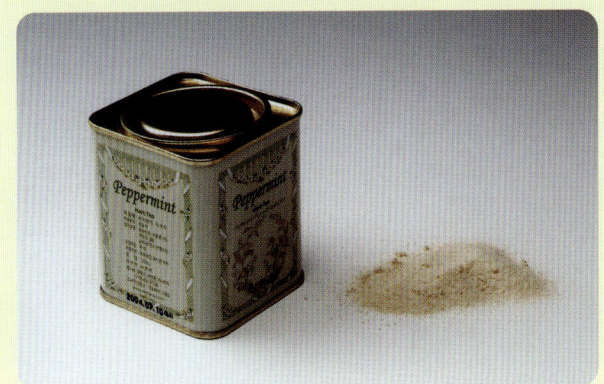

독일산 페파민트 분말차 – 식욕부진에 효과

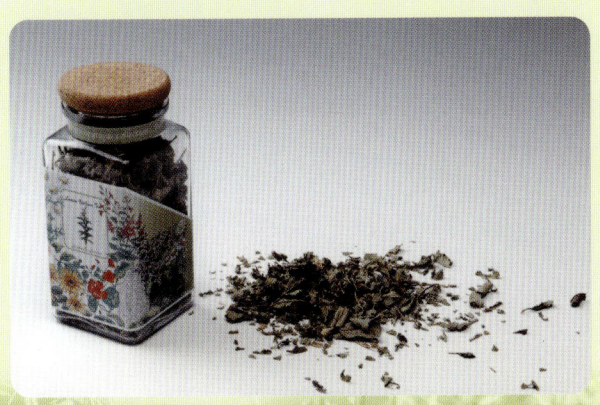

레몬버베나 – 우울증과 불면증에 효과

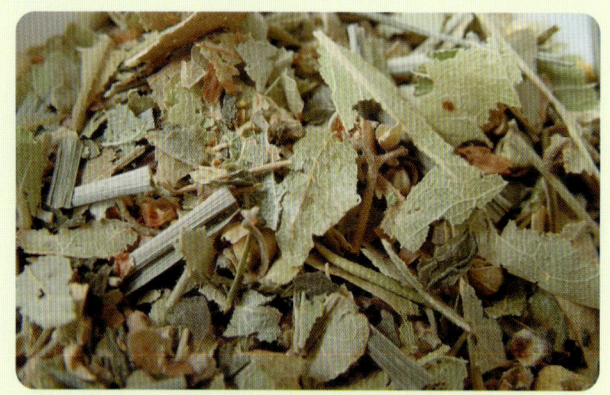

라임블라섬 – 감기, 기관지염에 효과

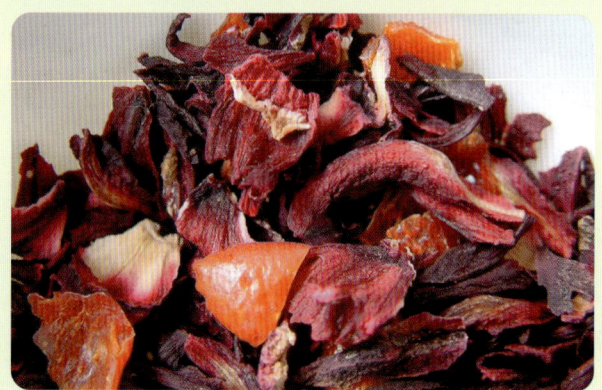

로즈플라워 – 비만과 피부노화 예방

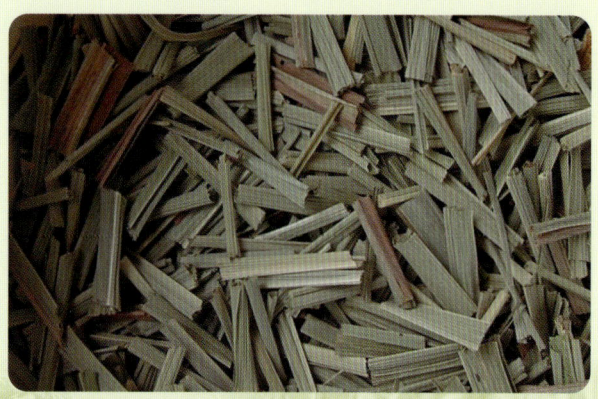

레몬그라스 – 식욕부진, 소화불량에 효과

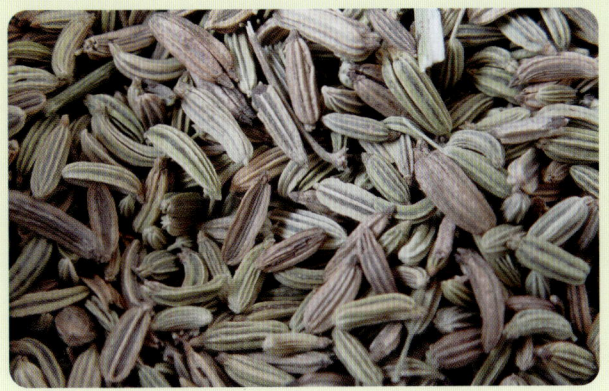

스위트 펜넬 – 위장 기능 조절, 이뇨 작용

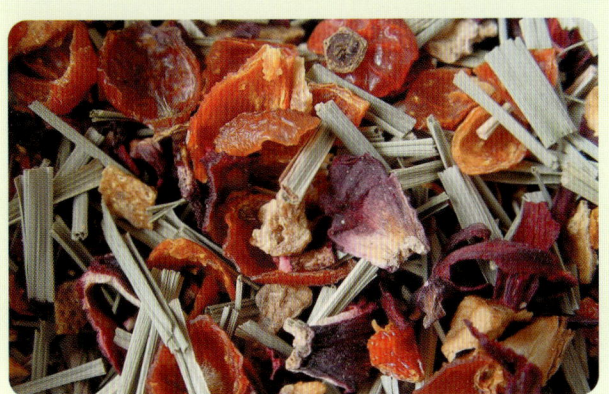

레몬후르츠 – 피로, 피부미용에 효과

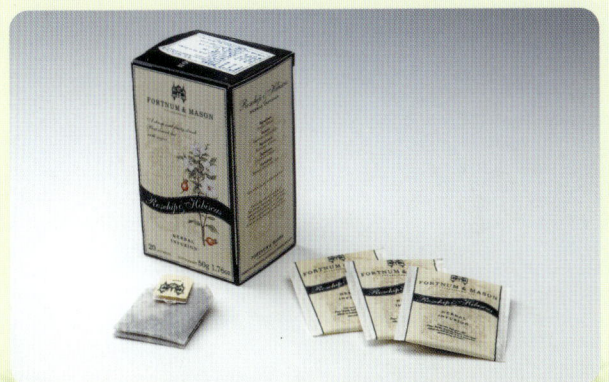

로즈힙과 히비스커스 티백 – 피로, 생리통에 효과

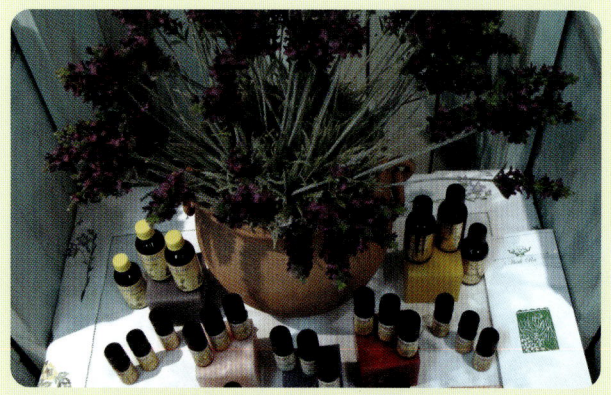

향기 치료에 사용되는 정유물질들

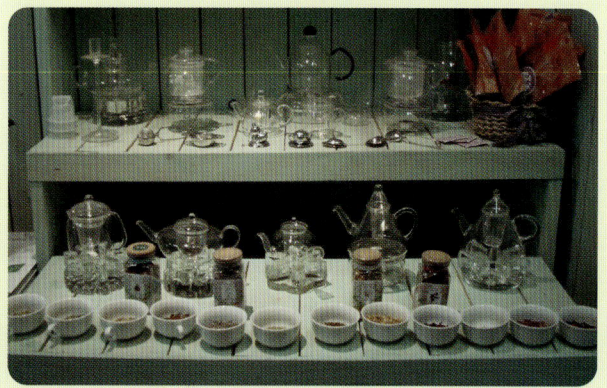

허브차 만드는 도구들

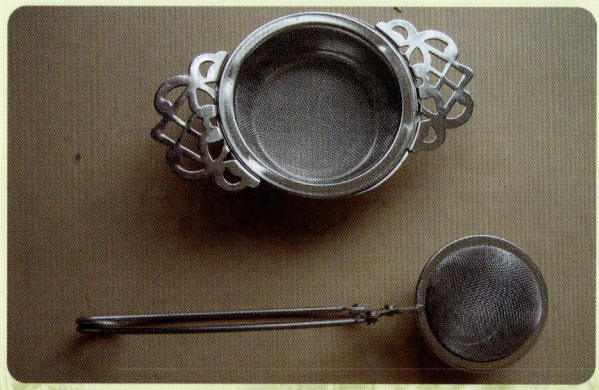

차를 거르는 기구

전통차 허브차
한잔에 담고 건강 마시기

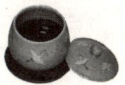

전통차 허브차
한잔에 담고 건강 마시기

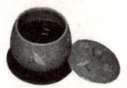

최성희(동의대 식품영양학과 교수) 지음

중앙생활사

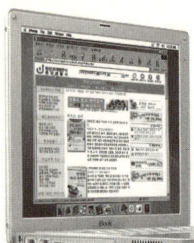

중 앙 생 활 사
중앙경제평론사

Joongang Life Publishing Co./Joongang Economy Publishing Co.

중앙생활사는 건강한 생활, 행복한 삶이라는 신념 아래 설립된 건강서 전문 출판사로서
스트레스와 공해에 찌들어 가는 현대인에게 건강과 지혜를 주는 책을 발간하고 있습니다.

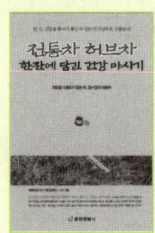

전통차 허브차 한잔에 담긴 건강 마시기

초판 1쇄 인쇄 | 2004년 1월 15일
초판 1쇄 발행 | 2004년 1월 20일

지은이 | 최성희
펴낸이 | 최점옥
펴낸곳 | 중앙생활사

대　표 | 김용주
편　집 | 한옥수 · 최진호
디자인 | 신중호 · 김정희
마케팅 | 최승렬 · 임교택
인터넷 | 김회승

잘못된 책은 바꾸어 드립니다.
가격은 표지 뒷면에 있습니다.

ISBN 89-89634-59-8(04510)
ISBN 89-89634-50-4(세트)

등록 | 1999년 1월 16일 제2-2730호 주소 | ㉾100-430 서울시 중구 홍익동 3-4 우일타운 707 · 708호
전화 | (02)2253-4463(代) 팩스 | (02)2253-7988
홈페이지 | www.japub.co.kr 이메일 | japub@unitel.co.kr
♣ 중앙생활사는 중앙경제평론사와 자매회사입니다.

▶홈페이지에서 구입하시면 많은 혜택이 있습니다.

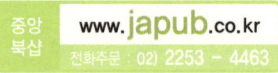

중앙
복샵　www.japub.co.kr
전화주문 : 02) 2253 - 4463

※ 이 도서의 **국립중앙도서관** 출판시도서목록(CIP)은 e-CIP 홈페이지(www.nl.go.kr/cip.php)에서
　이용하실 수 있습니다.(CIP제어번호: CIP2003001842)

일반적으로 동백과의 식물로 학명이 카멜리아 시넨시스 (camellia sinensis)인 차나무의 어린잎으로 만든 차를 '전통차' 라고 하고, 그 외의 차류를 '대용차류' 또는 '유사다류' 라고 정의한다. 차나무의 어린잎으로 만들고 제조법이 다른 녹차, 홍차, 우롱차는 세계적으로도 기호도가 높고 건강에 미치는 영향도 커서 과학적인 연구가 많이 이루어져 왔다.

5년 전에 국내산 차류(camellia sinensis)의 향미성분과 효능에 대한 연구 결과와 그동안 수집한 문헌들을 정리해 『우리 차 세계의 차 바로 알고 마시기』를 출간했으며 개정 증보판도 냈다. 그런데 차류를 연구하는 중에 전통적으로 우리나라에 이들을 대신하는 대용차류가 많다는 것을 알고 연구를 병행하게 되었다.

우리나라에서 차문화가 쇠퇴한 여러 가지 원인 중에 다양한 대용차의 이용도 한몫을 했다는 이야기가 있다. 이때의 대용차란 각종 식물(한약재 포함)의 잎, 뿌리, 열매, 과실, 꽃, 곡류 등을 볶거나 말린 후 달인 것, 가루로 만든 것, 얇게 저며 꿀 혹은 설탕에 재워 끓인 물에 우리거나 직접 물에 타서 마시는 것을 총칭하여 말한다.

이들은 차류(camellia sinensis)가 아니기 때문에 전통차란 용어를 쓰는 것을 탓하는 사람도 있지만, 다른 의미에서 기호도가 높거나 건강상 효능이 있어 전통적으로 마셔온 대용차이므로 넓은 의미의 전통차라는 이름으로 부르기도 한다. 대용차의 종류는 다양하지만 아직까지 과학적인 성분 분석은 미미하고 효능도 경험에 따른 민간요법적인 것이 많고 과학적인 연구가 체계적으로 잘 이루어지지 않은 것이 사실이다.

음료를 마시는 목적이 단지 갈증을 해소하거나 인체가 하루에 필요한 수분을 공급하는 일에 그친다면 그냥 물을 마시면 되지만 생활의 여유가 생김에 따라 마시는 것에 대한 욕구가 증가하고 기능성도 고려하게 되었다.

우리나라에는 예로부터 전해 내려오는 전통차가 많을 거라 생각하지만 조사 결과 젊은 층은 물론이고 어른들까지도 일상 마시는 전통음료의 종류는 한정되어 있었고 관심도 적었다. 기호음료로는 어른들은 커피, 젊은 층은 청량음료가 큰 비중을 차지하고 있었다. 그래서 관심 있는 사람들이 전통차를 발굴하고 계승 · 발전시키려는 노력을 기울여 건강한 음료문화를 새로 만들어 가는 것이 좋겠다고 생각한다.

연구자들은 성분이나 효능을 체계적으로 연구하는 계기가 되고, 생산자들은 남녀노소가 손쉽게 접할 수 있도록 간편하게 마실 수 있는 캔음료나 티백 등을 개발하여 건강도 지키고 우리 농산물도 지키는 계기가 되었으면 하는 바람으로 이 책을 출간하게 되었다.

이 책은 1부에서는 우리의 전통차를 다루었고, 2부에서는 서양의 허브차를 다루었다. 허브차는 종류가 많지만 주로 국내에서 구할 수 있는 것을 중심으로 실었다.

우리의 전통차와 서양의 허브차를 같이 다룬다는 것이 어울리지 않는다고 느낄지 모른다. 하지만 허브차도 차류(camellia sinensis)를 사용하지 않는 대용차로 유럽을 중심으로 전통적으로 마셔왔고, 안젤리카(angelica)는 당귀, 민트(mint)는 박하, 코리안더(coriander)는 고수, 딜(dill)은 회향, 타임(thyme)은 백리향에 해당하는 등 동서양에 공통되는 허브류도 많다.

우리 차류를 아끼는 분 중에는 우리 토양에서 나고 우리의 제법으로 만든 것만이 참이고, 외국에서 들어오는 것은 참이 아니라고 하는 분도 계시지만 어차피 예로부터 다양한 식품들이 외지에서 들어와 우리 식탁을 풍요롭게 만드는 데 일조를 했다면 우리에게 적합한 기능성 있는 허브차를 취사선택하여 받아들이는 일도 바람직하다고 생각한다.

끝으로 앙케트 조사에 응해주고 자료를 정리해준 제자들에게 감사하며, 이 책을 감수해주신 동의대학교 한의학과에서 본초학을 전공하시는 김인락 교수님, 항상 따뜻한 관심을 가져주시는 한국차학회 임원님들과 이 책을 출간해주신 중앙생활사 김용주 사장님께 감사드린다.

최 성 희

과연 세계의 얼마나 많은 민족이 시간과 마음의 여유가 필요한 차문화 생활을 즐길 수 있었을까? 이는 그리 쉬운 일이 아니었을 것이다. 그러나 우리 민족은 상류 사회에서 서민에 이르기까지 비교적 다양한 차문화 생활을 즐길 수 있었으니 그것은 생활이 풍족해서도 아니고 다른 민족에 비해서 유달리 차를 좋아해서도 아니다. 우리 민족에게는 전해 내려오는 좋은 차들이 있었고 좋은 물이 있었으며, 이웃인 중국에서 양질의 차를 많이 선물받기도 했다.

그러나 언제나 국내에서 생산되는 차의 양은 적었고 중국에서 선물받은 차는 왕가나 양반들을 비롯한 문인, 귀족들 차지가 되어 그들만의 향유물이 되어 버렸다. 어찌 백성들까지 풍족하게 누릴 수 있었겠는가? 그런 까닭에 일반 서민들은 대용차인 우리 고유의 차를 개발하여 차생활을 즐기게 된 것이 아닌가 생각한다.

그나마 해방 이후에는 우리 차는 우리들 관심 밖으로 밀려났고, 커피 일변도의 차문화가 퍼졌다. 다행히 1970년대에 들어오면서부터 우리의 전통차에 대한 관심이 높아져 비교적 빠른 시일에 크게 확산되었다. 이후 우리의 차문화, 차음료, 차산업, 차

교육에 대한 연구와 관심이 많이 높아졌다. 이는 아마도 우리 전통문화의 발전에 힘입은 바가 큰 것이 아닌가 생각한다. 그러나 우리의 차문화는 날이 갈수록 예절, 접대, 도예와 같은 다도 외의 다른 목적에 더 치중하게 되어 본말이 전도되는 양상을 빚기도 하였다.

반면 차의 과학적인 연구는 국내뿐만 아니라 국제적인 합동연구나 국제학술회의 등으로 상당히 진척되어 가고 있다. 그 결과 많은 종류의 차들이 질병치료 목적이나 건강식품으로 각광을 받기도 하였고, 최근에 들어와서는 의약, 화장품, 향료에 이르기까지 많은 연구성과를 올리고 있다.

이 방면의 권위자인 최성희 교수는 이미 『우리 차 세계의 차 바로 알고 마시기』를 출간한 바 있으며, 차의 향미와 기능성에 관한 연구로 일가를 이룬 소장학자로 널리 알려져 있다.

이 책은 우리의 전통 건강음료에 대한 심도 있는 연구를 바탕으로 한 것이어서 안심하고 그 결과를 충분히 활용할 수 있다. 과거 우리 조상들이 즐겨 마시던 전통 건강음료에 대해 여러 참고문헌을 고찰하였고, 건강과 기호에 관심을 가지게 되어 근래에 유행하게 된 차류뿐 아니라 조선시대의 특별한 음료였던 '제호차'에서 일상 접하는 '보리차'에 이르기까지 다양한 차 종류를 자세히 설명하고 있다.

잎을 가공하여 우려 마시기도 하고 각 계절의 꽃잎, 뿌리, 껍질, 열매, 과실 등 여러 가지 특징 있는 차를 다양하게 만들어 마신 조상의 슬기로움을 알기 쉽게 풀어쓴 해설은 우리에게 참으로 많은 것을 시사해 준다.

또, 국제화 시대에 걸맞게 여러 종류의 외국 허브차를 소개하여 우리가 가지고 있는 여러 가지 궁금증을 쉽게 풀어주어 저자가 이 방면에 해박한 지식이 있음을 다시 한 번 보여주었다.

이 책은 우리 전통차에 대해 체계적으로 정리했다는 데에도 큰 의미가 있다. 저자의 더욱 발전된 모습을 기대해본다.

전 한국차학회장 천 병 식

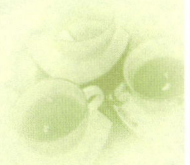

차례

1부 | 우리나라의 전통차 |

1장 전통차의 의미와 종류

전통차란 • 17
　전통차의 의미 • 17 ┃ 전통차의 변천 • 18 ┃ 전통차의 제조와 음용방법 • 20

한약재를 이용한 전통차 • 21

과일, 종자류를 이용한 전통차 • 35

꽃류를 이용한 전통차 • 50

곡류를 이용한 전통차 • 55

요즘에 유행하는 차 • 59

여러 가지 재료를 혼합한 차 • 74

녹차에 다른 재료를 혼합한 차 • 81

2장 전통차의 약효와 일본차, 중국차

한방에서 본 전통차 재료의 약미와 약성 • 84

증상, 연령, 계절에 따른 대용차의 선택 • 87
　증상에 따라 • 87 ┃ 연령, 성에 따라 • 98 ┃ 계절에 따라 • 100

우리나라 사람들이 즐기는 전통차 베스트 • 103

일본과 중국의 건강 대용차 • 110
　일본의 건강 대용차 • 110 ┃ 중국의 건강 대용차 • 112

| 서양의 전통차-허브차 | 2부

1장 세계적으로 유명한 허브차

허브란 ● 117

허브차의 종류 ● 118

허브차의 효용 ● 140

허브차를 추출하는 방법 ● 142

허브차 마시는 방법 ● 144

증상별 허브차의 이용 ● 146

연령별, 목적별 허브차의 선택 ● 149
　　연령에 따라 ● 149 │ 목적에 따라 ● 151

기호와 용도에 맞게 재료를 블렌딩하여 즐기기 ● 153
　　허브와 허브의 혼합차 ● 154 │ 다른 음료와 혼합한 차 ● 157

허브를 즐기는 나라 ● 161

허브의 정유를 이용한 향기요법 ● 166

2장 차잎과 매우 닮은 서양 대용차

마테차 ● 171

루이보스차 ● 176

허니부시차 ● 180

참고문헌 ● 183

우리나라의 전통차

1장 전통차의 의미와 종류

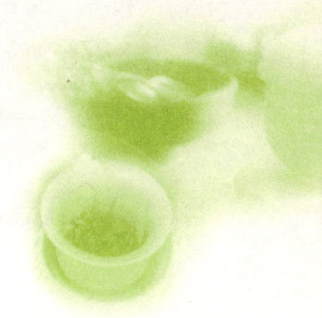

전통차란

전통차의 의미

식물의 잎, 꽃, 열매, 껍질, 뿌리, 줄기 등에서 나온 침출액을 마시는 것을 총칭하여 차라고 하지만, 일반적으로 동백과의 식물로 학명이 카멜리아 시넨시스(Camellia sinensis)인 차나무의 어린잎으로 만든 것만을 차라고 한다. 그밖에는 약차(藥茶), 건강차, 민속차, 전통차 등으로 부르며 차 대용으로 이용한다고 하여 대용차(代用茶)라고도 한다.

차 대용으로 사용하는 식물은 참으로 다양하다. 중국에서는 관목 등 목본(木本)류가, 일본에서는 초본(草本)류가 대용차의 재료로 많이 쓰이고 있으나 우리나라에서는 양쪽을 잘 절충하여 다양하게 이용해 온 것 같다.

학술적으로는 차나무의 잎을 이용해서 만든 차를 순다(純茶)류라고 하고 차를 혼합하거나 혼합하지 않은 모든 대용차류를 유사다(類似茶)류라고 부르기도 한다.

전통차의 변천

우리나라에서는 차나무(Camellia sinensis)가 도입되기 전부터 백산차(白山茶), 오미자차(五味子茶), 난액차(蘭液茶), 구기자차(枸杞子茶), 화향차(花香茶), 제호차(醍醐茶), 귤차, 보리나 콩 등을 볶아서 달여 만든 차를 마셨다고 한다.

백산차는 백두산 일대에서 자라며 백색의 귀여운 꽃이 피는 철쭉과 나무의 어린잎을 따서 그늘에 말린 차로, 우리 선조들이 뜨거운 물에 녹차처럼 우려 마시고 제사상에도 올렸다는 기록이 있다.

차 연구가인 김대성 씨는 아직도 백두산 일대에 지천으로 깔려 있는 이 나무의 어린잎으로 만든 백산차가 어떤 맛인지 차인들이 관심을 두고 재현해야 한다고 주장하는데 이에 공감한다.

신라시대부터 차나무가 우리나라에 들어와 차잎으로 여러 가지 종류의 차를 만들고 차문화도 발달하였으나, 조선시대에는 불교가 쇠퇴하면서 차문화가 사라지기 시작했고 대신에 식혜, 수정과 등의 음청류가 발달하게 되었다.

조선시대 말기에서 근대(고종 때)에 이르러 차문화가 쇠퇴한 여러 가지 이유 중에 다양한 대용차의 이용도 한몫을 했다는 말이 있다. 이때의 대용차란 각종 한약재료, 과일, 곡류 등을 볶거나 말린 후 달이거나 가루로 만들거나 얇게 저며 설탕에 재우거나 하여 끓인 물에 우리거나 직접 물에 타서 마시는 것을 말한다.

1800년 이전의 옛 문헌에 기록된 차류에는 구기자차, 기국차(『산림경제』, 1715년)와 국화차 · 녹두차 · 당귀차 · 매화차 · 산사차 · 오매차 · 유자차 · 자소차 · 포도차 등(『증보산림경제』, 1766년)이 있고, 1800년대부터 1900년대 사이의 문헌에는 탕(湯), 장(漿), 갈수, 숙수, 미수, 화채 등의 음청류는 많이 나와 있지만 더 이상의 차류는 보이지 않는다. 다만 1900년 이후부터 현재까지 많은 대용차류가 문헌에 보인다.

한편, 탕이란 꽃 말린 것을 물에 우려 마시거나 과일이나 한약재에 꿀을 넣고 졸여서 고(膏)를 만들어 저장했다가 물에 타서 마시는 것이라고 정의한다. 단순하게 차는 기호성이 있거나 몸에 좋은 재료를 뜨거운 물에 우린 것이고, 탕은 몸에 좋다는 생약재료를 몇 가지 섞어 끓여서 달인 액을 의미하는 것 같지만 쌍화차나 제호차처럼 차와 탕이 엄밀하게 구별하기 어려운 것도 있다.

전통차의 제조와 음용방법

　여러 가지 재료 중 특히 한방재료를 이용한 차는 약으로 직접
사용하는 것에 비해 효력은 떨어지지만 자기 체질이나 질병에
맞는 재료를 선택하여 만든 차를 계속 마시면 건강에 도움이 된
다고 한다.

　전통차의 일반적인 제조방법은 꽃이나 잎은 3~5분 달이면 되
고 열매나 뿌리, 껍질은 분쇄한 것과 형태를 그대로 유지하고 있
는 것은 다르겠지만, 10분 이상 30분까지 달이고 매우 딱딱한 씨
앗이나 여러 가지 재료가 섞여 있으면 더 긴 시간 달여야 한다.

　떫은맛이나 쓴맛이 강하게 날 때는 제조한 차에 꿀이나 설탕을
넣는 경우도 많지만 한방에서는 꿀이나 설탕 대신에 대추나 감
초를 교미제(矯味濟)로 넣을 것을 권하고 있다.

　물은 무기질이 많이 들어 있지 않은 연수(軟水)가 좋고 금속제
보다 유리나 도자기에 끓이는 것이 좋다. 물의 온도는 차의 종류
와 성분에 따라 다르지만 탄닌 성분이나 카페인 성분이 있는 재
료라면 떫은맛이 적게 우러나 저비점의 정유성분이 많이 우러나
올 수 있도록 끓인 물을 약간 식혀서 사용하면 좋다.

한약재를 이용한 전통차

조선시대 중기부터 근대에 이르기까지 우리 조상들이 한약재를 이용해 만든 전통차는 갈근(칡)차, 계피차, 당귀차, 두충차, 생강차, 오가피차, 오매차, 매실차, 인삼(인삼, 홍삼)차, 차조기(자소)차 등이 있다. 다른 분류로 설명한 것 중에도 한약재인 것이 많다.

| 갈근(칡)차 |

지금도 관광지에 가면 칡뿌리로 즙을 짜서 종이컵에 담아 판매하는 모습을 볼 수 있다. 시골에서 자란 사람은 특히 옛날에 칡뿌리 캐 먹던 생각이 나거나 과음했을 때 숙취제거용으로 한잔 들이킨다. 같이 간 어린애한테 조금 마셔보라고 하면 그 쓴맛에 얼굴을 찡그리고 밀어내고 만다.

칡은 콩과에 속하는 다년생 덩굴식물로 우리나라 산지 전역에서 잘 자라며, 경제가 어려웠던 시기에는 갈근에 함유된 전분을 섭취해 구황식물로 많이 이용하였다.

필자의 제자 중에 제과점을 운영하던 사람이 대학원에 진학하여 칡즙을 첨가한 식빵의 기호도와 기능성을 연구한 적이 있다.

칡즙을 넣고 만든 식빵은 볼륨은 약간 줄어들었지만 더 쫀득쫀득하고 어린이부터 어른까지 좋아하는 기능성 식빵이 되었다. 그때 지도하면서 오스트레일리아에서도 아주 오래전부터 칡을 구황식품으로 사용했으며 각종 요리에도 이용했다는 외국문헌을 읽고 내심 놀라웠다.

칡의 중요한 성분은 이소플라보노이드 유도체(puerarin, daidzin, daidzein)로 이는 순환기 계통의 질병에 효과가 있다. 또한 100ppm 정도에서도 과산화물 생성을 억제하는 항산화 효과를 나타내므로 노화방지와 비만 해소에 도움을 줄 것으로 생각한다.

이소플라보노이드 유도체들은 주로 곤충이나 초식동물로부터 자신을 방어하기 위한 기능성물질이지만, 생체 내에서는 항산화·항균효과 등의 생리활성을 나타낸다.

칡에는 약간의 탄닌성분이 들어 있기 때문에 숙취해소에도 효과가 있으며 칡꽃인 갈화(葛花)가 숙취에 더 효과가 좋다.

가정에서 갈근(칡)차를 만드는 방법은, 말려서 썰어 놓은 칡 약 20g에 물 5~6컵(1컵은 200ml 기준)을 넣고 약한 불에서 달인 후 체에 걸러서 기호에 따라 꿀이나 설탕을 넣는다. 티백이나 분말형태로 판매하는 것을 이용하면 편리하다.

| 계피차 |

　최근에는 식당에서 식사비를 계산하는 곳에 껌 대신에 계피조각을 두는 곳이 많아졌다. 독특한 향기가 있고 달콤한 계피가 입 냄새를 제거해 주기 때문이다.

　계피나무는 녹나무과의 상록교목으로 줄기는 곧게 서고 작은 가지는 녹색이다. 계피나무의 껍질(수피)을 계피라고 하여 각종 요리의 향신료로 이용한다. 계피는 후추·정향(clove)과 함께 3대 향신료에 속한다. 계피류 중 가장 고급품은 스리랑카산 시나몬(cinnamon)이라고 한다.

　계피류는 원산지와 품종에 따라 종류가 많지만 우리나라에서는 주로 중국산이나 베트남산을 이용한다. 우리나라 남부지방에서도 재배는 가능하나 경제성이 적기 때문에 재배하지 않는다고 한다.

　향이 좋고 단맛과 매운맛이 강하며 떫은맛과 점액성이 적은 것이 좋은 계피이다. 계피에는 탄닌이 있고 전체 성분함량의 1.0~3.4%가 향기와 관계되는 정유성분인데 정유성분 중 시나믹 알데히드가 80~90%를 차지한다.

　계피는 한방에서 건위(健胃), 상열하한(上熱下寒), 두통, 감기, 해열, 중추신경계의 흥분 진정작용이나 생리통을 완화하는 데

쓰며, 수렴작용이 있어 설사에도 효과가 있다고 한다. 그렇지만 임산부나 출혈증이 있는 사람은 주의해서 사용해야 한다.

최근의 외국인 과학자에 의한 연구로 계피는 체내에서 인슐린을 보다 효율적으로 만드는데 도움을 주는 물질을 함유하고 있어 계피복용으로 혈당 및 콜레스테롤치를 감소 시킬수 있다고 한다.

우리나라에서는 수정과를 만들 때 많이 사용하고 겨울철에는 주로 계피차를 만들어 마신다. 가정에서 계피차를 만드는 방법은, 좋은 계피 10g을 잘라 약탕기나 냄비에 넣고 물 5~6컵 정도 (4인분 기준)를 부어 20~30분 달인 뒤 계피를 건져내고 다시 한번 달여 기호에 따라 꿀이나 설탕을 넣어 마신다(차게 해서 마셔도 좋다).

| 당귀차 |

당귀(當歸)는 예로부터 한약재의 중요한 자원식물로 우리에게 매우 친숙한 이름이다. 당귀는 미나리과(Umbelliferae)에 속하는 다년생 초본으로 1~2년생 뿌리를 주로 이용한다. 우리나라에서는 당귀 뿌리를 가을에 채취하여 말려 이용하고 있다.

당귀의 어원을 보면 재미있는데, 중국의 이시진(李時珍)은 그의 저서『본초강목(本草綱目)』에서 "혈(血)을 조정하여 부인의 요

24

약(要藥)이다. 그래서 지아비를 생각하는 의미가 있으므로 당귀(當歸)라고 하였다"라고 적어 놓았다.

약리성분으로는 쿠마린유도체인 데쿠신과 데쿠시놀이 있다. 필자의 실험실에서 당귀의 정유성분을 분석해 보니 테르펜계 탄화수소, 테르펜계 알코올 등 많은 성분이 나왔는데 오데스몰(eudesmol)의 함량이 가장 높았다. 오데스몰류는 상온에 저장한 당귀에서 전체 정유량의 45%, 저온에 저장한 당귀에서 48%를 차지하였다.

어떤 정유성분은 약효와도 관련이 있는데 당귀를 저온에서 저장했을 때가 상온에서 저장했을 때보다 정유성분의 함량이 더 높았다(예를 들면 상온보관 50일 후: 정유성분 함량 153.2mg%, 저온보관 50일 후: 정유성분 함량 196.2mg%).

당귀는 예로부터 여성 보혈제로 많이 이용되었다. 한방에서 산모의 산후출혈로 오는 빈혈과 월경이상, 월경증후군 등의 한약재로 이용한다. 우리나라에서는 1766년에 이미 당귀차를 마셨다는 기록이 있다.

가정에서 당귀차를 만드는 방법은, 약탕기나 냄비에 말린 당귀 10g을 잘라 물 3컵과 함께 넣고 불을 약하게 하여 절반이 될 때까지 달인 뒤 체에 걸러 마신다. 건강차의 의미보다 기호를 중요시할 때는 물을 더 부어 연하게 한다. 기호에 따라 꿀을 넣고 실백을 띄운다.

두충나무는 두충과의 낙엽 활엽 교목으로 원산지는 중국이다. 중국에서는 오래전부터 두충잎을 식용해 왔고 『동의보감』에도 약재로 기재되어 있지만, 우리나라에서는 최근에 재배하기 시작한 약용식물이다. 잎과 껍질에는 유기산, 펙틴, 배당체, 수지, 탄닌 등이 들어 있고 비타민 C가 63mg% 들어 있다.

필자의 실험실에서 정유성분을 분석한 결과 리모넨을 포함한 탄화수소, 리나롤, 헥사놀, 베타-이오논, 시스-3-헥세닐 헥사노에이트, 푸르푸릴 알코올 등 77종류의 화합물을 동정하였는데 녹차의 정유성분과 같은 것이 많았다.

두충의 효능으로는 간기능, 신장기능, 생식기능, 요통에 좋다고 하며 차로 꾸준히 마시면 고혈압에 좋다고 한다. 그렇지만 감기에 걸렸거나 몸에 열이 많을 때 마시는 것은 좋지 않다고 한다.

시중에서 판매하는 두충차는 두충나무 잎을 따서 위조(withering, 시들리기)→유념(rolling, 비비기)→발효(fermentation)→건조(drying)공정을 거쳐 제조하는데, 홍차의 제조 방법과 유사하다. 두충차는 주로 티백으로 판매한다.

두충차의 차액은 홍차와 비슷한 갈색으로 쓴맛이 있고 약간 달콤한 향을 풍기나 한약 냄새가 난다. 가정에서 두충차를 만드는 방법은, 두충의 잎과 껍질 씻은 것 약 20g에 물 5컵을 넣고 가열

하여 끓기 시작하면 불을 약하게 하여 달인 뒤 체에 걸러 마신다.

| 생강차 |

생강은 생강과에 속하며 근경(根莖)을 식용으로 사용한다. 인도가 원산지로 추정되지만 따뜻한 지역에서 자라고 뿌리줄기를 쪼개어 번식시킨다. 동서양을 막론하고 몇천 년 전부터 식용으로 이용해 왔다.

4,000년 전 그리스에서는 생강식빵을 만들었다는 기록이 있으며 버터를 넣고 만드는 빵이나 쿠키에 넣으면 버터의 산패를 방지하는 효과가 있다. 『예기』(BC 91~49)에 공자가 자주 생강을 먹었다는 기록이 있다. 생강은 주로 마른 상태로 유통되는데 섬유질이 적은 것이 좋은 생강이다.

1990년에 미국 국립 암연구소가 중심이 된 프로젝트인 '디자이너 푸드계획(식물성 식품 중 암예방에 유효한 성분을 사람에게 투여해 작용기전을 밝히고 암예방 기능이 있는 식품이나 음료를 창출한다는 계획)'에서는 12품목의 향신료 중에서 생강과 마늘이 가장 높은 점수를 얻었다.

생강의 독특한 정유성분으로는 진기베린, 진기베롤, 캄펜, 보르네롤 등이 있고 매운맛 성분인 진저론(생강을 뜻하는 'ginger'가 어원), 쇼가올(생강의 일본어 '쇼가'가 어원)이 들어 있다. 또한 생강 100g 중에 30mg이나 들어 있는 향기성분인 시트랄에도 항균과 항암 활성작용이 있다.

일반적으로 알려진 생강의 효능은 다음과 같다.

① 메스꺼움을 완화시키므로 배멀미, 차멀미에 효과가 있다.

② 혈액순환을 원활하게 한다.

③ 살균작용이 있다.

④ 신진대사의 기능을 촉진시킨다.

⑤ 가래를 삭히며 기침을 멎게 한다.

따라서 감기의 예방과 치료에 가장 일반적인 민간요법용으로 생강을 사용한다. 주의할 점은 대체로 안전하지만 너무 많이 먹으면 신경을 쇠약하게 한다. 또한 몸에 열이 많아 더위를 타는 사람은 피하는 게 좋다.

가정에서 생강차를 만드는 방법은, 속이 흰 생강 100g을 잘 씻어 얇게 저며 물 6컵(4인분 기준)을 넣고 오래 끓인 뒤 체에 걸러서 꿀이나 설탕을 넣는다. 대추채, 껍질 벗긴 호두나 실백을 띄운다.

어린 시절 감기에 걸렸을 때 어머니가 달여 준 생강차를 마시는 척하면서 버린 경험이 있을 것이다. 어린이에게 생강차를 먹일 때는 향이 너무 강하지 않게 생강의 양을 줄이고 꿀을 타서 주면 좋다.

| 오가피차 |

　오가피는 우리나라 월드컵 축구대표팀이 피로회복과 강장을 위해 오가피액을 마셨다고 하여 유명해졌다. 그래서 매스컴의 상품채널이나 신문 광고에서도 오가피로 만든 건강제품을 접할 기회가 많아졌다.

　오갈피나무는 낙엽 활엽 관목으로 잎은 손바닥 모양이며 줄기에 갈고리 모양의 가시가 있다. 잎이 별 모양처럼 다섯 가닥으로 되어 있어서 오갈피나무라는 이름이 붙었지만 뿌리껍질을 오가피(五加皮)라 한다.

　오가피는 종류가 많지만 대표적인 것으로는 가시오가피, 개오가피, 무경오가피, 지리오가피, 섬오가피, 당오가피 등이 있다. 그 중에서 건강기능성 식품으로 가시오가피가 가장 많이 이용되고 있다.

　뿌리껍질의 성분은 스테롤류가 있고 사포닌, 아칸토사이드 등의 배당체와 탄닌, 리그닌 등이 있으며 비타민류와 다당류가 들어 있다. 오가피는 종류에 따라 유효 성분의 함량도 조금씩 다르며 줄기, 잎, 열매에도 유효성분이 다소 들어 있다.

　오가피의 효능으로는 면역기능을 강화하고 강장, 신경통, 근골동통(筋骨疼痛), 위염에 효과가 있으며, 정신적인 피로와 근육활동으로 인한 피로를 푸는 데도 좋다고 하는데, 간기능 강화 등 효능을 입증하기 위한 과학적인 연구가 많이 진행되고 있다. 건강식품으로 액을 추출한 것만이 아니라 먹기에 거부감이 없도록 기호도를 높인 차류 제조법의 개발이 시급하다.

가정에서 오가피차를 만드는 방법은, 뿌리껍질이 두꺼운 좋은 오가피를 구해 깨끗하게 닦아 썰어 약 60g에 물 5컵 정도(4인분 기준)를 넣고 달인 후 체에 걸러서 마시면 되는데 기호에 따라 꿀을 넣는다. 구수한 향을 즐기기 위해서는 살짝 쪄서 말린 것을 볶아 달인다.

오매차, 매실차

장미과의 낙엽 활엽 교목인 매화나무의 핵과를 매실이라고 한다. 중국에서 약용으로 처음 사용할 때는 오매(烏梅)가 사용되었다고 한다.

오매는 덜 익은 매실을 따서 껍질을 벗기고 짚불연기에 그을려 말린 것을 말한다. 우리나라에서는 1766년에 이미 전통차로 오매차를 마셨다는 기록이 있다.

매실의 성분은 당분이 10% 들어 있고 유기산은 사과산, 구연산, 호박산으로 전체 성분의 약 5%가 들어 있다. 매실은 또한 시토스테롤을 함유하고 있다.

매실의 효능은 구연산에 의한 해독작용과 살균력이 있다. 그래서 매실 농축액은 민간요법으로 오래전부터 배가 아프거나 감기 증상이 있을 때 뜨거운 물에 타서 마셨다.

그러나 위산이 많아 속이 쓰린 경우 주의해야 하고, 마시고 난 후 치아가 손상될 우려가 있기 때문에 입 안을 물로 헹궈 주어야 한다. 오매는 떫고 신맛을 내므로 청량, 수렴의 약물이다. 그래서 폐, 장, 위의 활동을 돕는다고 한다.

가정에서는 매실을 불에 쬐어 황갈색을 띠며 주름이 생길 때까지 말린 다음 2~3일간 뚜껑을 덮고 가온하면 흑색의 오매를 얻을 수 있다. 오매 약 30g에 물 10컵 정도(4인분 기준)를 넣고 끓인 다음 체에 걸러서 꿀을 넣어 마신다.

오매차는 전통차이지만 가정에서 만들기가 어렵다. 간단하게 매실차 만드는 방법은, 매실을 씻어 설탕을 넣고 밀봉해 두었다 즙이 우러나오면 즙을 이용해 차를 달이거나, 매실 농축액을 구입하여 뜨거운 물에 희석하여 이용하면 편리하다.

| 인삼차, 홍삼차 |

인삼은 오갈피나무과의 다년초로 국내산 인삼은 세계적으로 유명하다. 러시아산 인삼도 유명하지만 미국에서 출판된 *herbal medicine*이란 책에는 러시아산에는 기억력 증가, 피로회복, 육체적·정신적 스트레스 해소나 노화방지 등의 약효가 기록되어

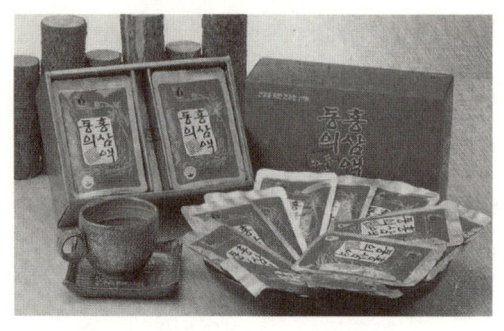

있지 않다. 뿌리
의 정유성분으로
는 페나센, 엘레
멘 등이 있다.

백삼은 수삼을
그대로 건조 · 가
공한 것이고 홍

● ······· 홍삼의 유효성분을 강화시킨 홍삼액 제품

삼은 밭에서 수확한 인삼의 저장성을 높이기 위하여 찌고 말려
서 만든다. 홍삼으로 만들면 저장성만 향상되는 것이 아니라 새
로운 화학변화를 가져와 기능성도 증가하게 된다.

사포닌 성분도 백삼에는 22종의 사포닌이 있으나 홍삼에는 7
종의 사포닌이 더 추가된다.

인삼의 효능은 매우 많지만 중요한 것만 열거하면 강장, 강심,
건위, 식욕부진, 피로회복, 신경쇠약, 당뇨병 등에 효과가 있다
고 한다.

홍삼은 우리 몸에 활력과 활기를 주고, 생체활동의 균형을 잡
아주며 인체의 모든 기관이 최상의 기능을 수행할 수 있도록 도
와준다. 홍삼의 특유성분인 진세노사이드 Rh2는 암세포 증식억
제 작용을 한다.

필자가 소속하고 있는 한방식품연구소에서는 (주)오리엔탈 바
이오텍(051-892-5337)이라는 벤츠회사를 운영하고 있는데, 6년

근 인삼을 엄선하여 원적외선 추출법으로 홍삼의 유효성분을 강화시킨 홍삼액 제품을 개발하여 미국 FDA에서 품질을 인정받아 판매하고 있다.

가정에서도 수삼(미삼)이나 백삼을 대추와 함께 달여 마시는 경우가 많다. 만드는 방법은 인삼 1뿌리를 잘게 썰어(미삼은 그냥 사용) 대추 5개(말린 밤을 함께 넣기도 한다)를 넣고 물을 5컵 정도 부어 물이 절반 정도보다 조금 적게 남을 때까지 달인 다음 체에 걸러 실백이나 대추 채 썬 것을 몇 조각 담아 낸다. 기호에 따라 꿀이나 설탕을 넣는다. 홍삼을 사용할 때는 대개 단 것을 넣지 않고 마신다.

| 차조기(소엽)차 |

차조기(소엽)는 꿀풀과의 일년초이며 종자를 건조한 것을 자소자라고 하고 잎을 건조한 것을 소엽이라고 한다. 전체가 자줏빛을 띠고 줄기는 모가 진다. 잎을 자소엽(紫蘇葉)이라 하고 가을에 채취한다.

우리나라에서 생선회를 먹을 때 깻잎을 함께 먹는 것처럼 일본에서는 차조기로 생선회접시를 장식하기도 하고 김초밥(노리마키)을 만들 때도 사용한다. 또한 우메보시를 담글 때 매실의 초록색을 붉은색으로 바뀌게 하는 데도 사용한다.

차조기차는 우리나라 문헌에는 이미 1766년에 자소차란 이름으로 기록되어 있다. 특유의 향이 있는 전초에는 정유성분이 약 0.5% 함유되어 있으며 그 정유성분은 페릴알데히드가 55%, 리모넨 20~30%, 피넨 등으로 구성되어 있다.

색소는 안토시아닌색소의 시아닌과 카로틴이 있다. 효능은 발한, 해열, 진해를 하고 기관지염, 위장염에 좋으며 소화촉진, 어육중독의 해독 등이 있다.

가정에서 차조기(소엽)차를 만드는 방법은 건조한 잎 약 10g에 물을 3컵 정도(물 1컵은 200ml 기준) 넣고 끓여 하루에 3회 나누어 마신다.

과일, 종자류를 이용한 전통차

과일, 종자류 중에서도 한약재로 사용하는 것도 많지만 이 그룹으로 분류하였다. 과일, 종자류를 이용한 전통차에는 구기자차, 결명자차, 대추차, 모과차, 밀감즙차, 귤피차, 산사(산사자)차, 석류차, 석류피차, 유자차, 오미자차, 포도차, 호두차 등이 있다.

구기자차

구기나무는 가지과에 속하는 낙엽 활엽 관목이다. 여름에 자주색 꽃이 피고, 붉은색 열매는 구기자(枸杞子)라고 하는데 가을에 채취하여 말려 사용하며 성질은 차고 맛은 쓰다.

주요한 성분으로는 아미노산 중 베타인(betaine)이 약 0.1%가 들어 있고 비타민 A, B, C와 무기질 중 칼슘과 철분이 많다. 색소 중에는 제아크산틴, 카로틴 등이 있다.

구기자의 효능은 혈액순환을 원활하게 하고 콜레스테롤이나 혈당치를 저하시키며 강장제, 해열제의 효과와 건위(健胃)의 용도로도 쓰인다. 우리나라에서는 고문헌인 『산림경제』(1715년)에 이미 전통차로 구기자차를 마셨다는 기록이 있다.

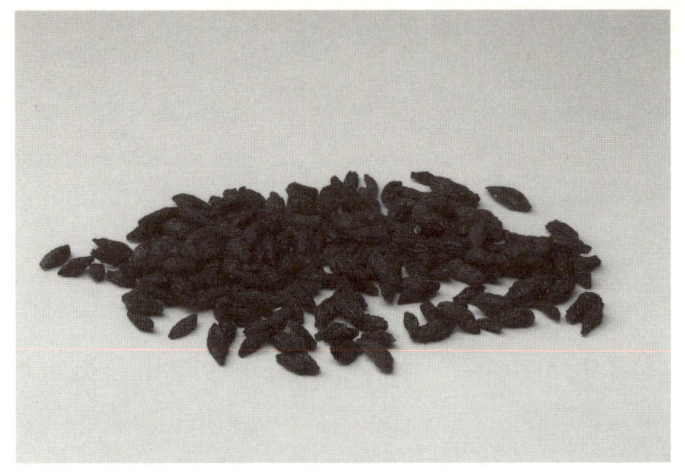

말린 구기자 열매(전남 구례산)

가정에서 구기자차를 만드는 방법은, 잘 말린 구기자 약 40g에 물 6컵(4인분 기준)을 넣고 색이 우러날 때까지 달인 후 체에 걸러서 설탕을 넣는다. 향미를 증가시키기 위해 다른 재료(생강, 계피, 대추 등)와 같이 달여도 좋다.

| 결명자차 |

콩과에 속하는 일년초인 결명초는 활모양으로 굽은 길이 15cm 가량의 깍지 속에 능방형의 종자가 일렬로 배열되어 있는데, 이 종자를 한방에서는 눈이 밝아진다고 하여 결명자(決明子)라고 하였다. 완숙했을 때 충실하며 광택이 있는 것이 좋은 결명자이다.

중요성분으로는 약효성분인 안트라키논 유도체와 그 배당체, 나프토히드론 유도체와 그 배당체가 있고, 시토스테롤, 올레인산, 리놀산 등의 지방산이 포함되어 있다.

과학적인 연구결과로 밝혀진 효능은 안트라키논 유도체 때문에 혈압저하·완하제, 위가 약한 데 좋다고 한다. 『본초강목』에는 간을 깨끗이 하고 신(腎)을 돕고 오래된 눈병과 숙취에 좋다고 되어 있지만 현대의 한방에서는 충혈된 눈이나 피곤한 눈에 효과가 있으나 노안과는 무관하다고 한다.

한방에서는 속에 열이 많고 열이 얼굴에 달아오르는 사람에게 적합하고 속이 냉한 사람에게는 맞지 않는다고 한다. 종자를 볶으면 고소한 향이 나는데 볶은 것을 달여 차로 마신다.

우리나라에서 결명자차에 관한 기록은 1950년에 있고 민간에서 하브차라고 일본말 그대로 전해 내려왔다.

가정에서 결명자차를 만드는 방법은, 깨끗이 씻어 볶은 것(재래시장에서 판매) 소량을 주전자에 넣어 보리차처럼 끓여 마시기도 하고(많이 넣으면 색이 너무 진해짐) 결명자 약 20g에 물 6컵(4인분 기준)을 넣고 중불에 달여 마신다.

| 대추차 |

대추는 가을에 먹는 열매의 대명사일 정도로 우리에게 친숙한

과일이다. 이 점에서 아이디어를 얻어 다른 나라에서는 볼 수 없는 '가을 대추' 라는 음료 상품이 나오기도 했다.

대추는 갈매나무과의 낙엽 활엽 관목에서 채취하는 붉은색 열매이며 아주 오랫동안 한방이나 요리에 사용되어 왔다. 표면에 광택이 있고 색깔이 진하고 큰 것이 좋은 대추이다.

중요한 성분으로 당질(설탕, 포도당, 아라비노스 포함)이 많지만 유기산으로 사과산, 주석산, 갈락트로닉산이 있다. 효능으로는 민간에서 감기, 해열, 신경통, 냉증 등에 사용하고 한방에서는 보온, 강장, 소화, 완화제로 사용한다. 소맥(小麥)과 감초(甘草)를 넣고 달인 차는 부인의 우울증과 여성의 히스테리를 다스린다고 한다.

가정에서 대추차를 만드는 방법은, 잘 말린 대추를 씻어 닦아서 냄비에 넣고 오래 달여서(2~3시간) 마신다. 다른 차를 달일 때 단맛을 내는 감미제로서도 많이 이용되고 있다.

| 모과차 |

모과는 모양보다 색깔과 향기가 좋은 과실이다. 모과를 사투리로 모개라고 하며 얼굴 못난 사람을 빗대어 말하지만 다소 외형이 고르지 않아 개성적인 과일이지 밉지는 않다.

가을이 깊었을 때 시골에 가서 모과를 얻으면 집 안이나 자동차 안의 자연산 향수로 이용하는 일이 많다.

모과나무는 장미과의 낙엽 활엽 소교목이고 과실은 이과(梨果)로 타원형 또는 구형이며 가을에 황색으로 익고 향기롭다. 과육부가 두껍고 충실하며 심이 적고 외면은 주름이 있으며 적자색을 띤 것으로 신맛이 있는 것이 좋은 모과이다. 중요한 성분으로 당질이 5% 정도 있는데 주로 과당의 형태로 들어 있다. 유기산으로는 사과산, 구연산, 주석산이 들어 있다.

그밖에 사포닌, 스테롤류, 배당체가 들어 있다. 효능은 진통·진해(鎭咳)제로 응용하며 민간요법으로 차를 만들어 마시면 피를 맑게 하고 구역질이 날 때 효과가 있다. 모과를 갈아서 달여 꿀을 넣어 마시면 감기에 좋다고 한다. 유기산 때문에 치아손상에 주의해야 한다.

우리나라에서 모과로 만든 음료에 관한 기록은 『요록』(1680년)에 건모과탕, 『해동농서』(1799년)에 모과장, 『가정요리백과』(1950년)에 모과차에 대한 기록이 있다.

모과차를 만드는 방법은 모과 말린 것(썰어서 바람이 통하는 곳에 약 열흘 정도 말린다)을 약한 불에 달여서 꿀이나 설탕을 넣어 마신다. 향은 있어도 맛은 약하기 때문에 대추를 함께 넣는 것이 좋다. 감기에는 소량의 생강을 넣어 달인다.

모과청(淸)을 이용하면 편리하게 차를 달여 마실 수 있다. 청이란 맑은 즙을 뜻한다. 물기를 없앤 모과를 준비하여 껍질과 속을 제거하고 1~2cm 정도로 얇게 썰어 설탕(모과 1개당 1컵 반 분량의 설탕)이나 꿀에 재워 한 달 정도 둔다. 공기와 접촉하면 상하므로 재료를 꼭 누르고 맨 위에는 설탕을 조금 더 많이 뿌리고 재료가 액에 잠기도록 한다. 모과청을 적당량 취해 뜨거운 물을 붓고 모과편도 몇 조각 넣어 마신다.

| 밀감즙차, 굴피차, 굴화차(화향차) |

이제 귤은 가격이 비교적 싸서 가정의 간식거리로 흔하게 접하게 되었다. 귤나무는 상록 활엽 소교목이고 과실은 장과(漿果)로 등황색이나 황적색이다. 과피(果皮)를 진피(陳皮)라고 하고 귤꽃은 화향(花香)이라 하며, 우리나라에서는 전통적으로 과즙, 귤피, 귤꽃을 각각 따로 차를 만들어 마셔왔다.

정유성분과 플라보노이드는 주로 껍질에 많다. 성분으로는 과즙은 비타민 C가 있고 귤피에는 플라보노이드가 많다. 플라보노이드 성분 중 사람의 생체반응에 중요한 구실을 하는 종류를 바이오플라보노이드라고 한다.

감귤류의 껍질 안쪽의 흰 부분에 많은 플라보노이드인 헤스페리딘과 에리오딕틴은 모세혈관의 침투성(permeability)을 조절한다는 뜻에서 비타민 P로 명명하였다. 전쟁시에는 비타민 P 성분을 과자류에 넣어 항공식량으로 만들어 비행사들이 먹고 높은 기압에 대비했다고 한다.

감귤류의 정유성분으로는 상쾌한 향을 내는 리모넨, 리나롤 등의 테르펜계 화합물이 많은데 특히 껍질 부분에 많다. 귤류는 민간요법으로 기침과 감기에 사용한다.

가정에서 각각의 차 만드는 방법을 보면 먼저 밀감즙차는 밀감을 썰어 설탕에 켜켜이 재워두었다 적당량을 취해 뜨거운 물을 부어 마신다.

귤피차는 말린 귤껍질을 살짝 달여 마시는데 껍질의 플라보노이드 성분을 효율성 있게 섭취하기 위해서는 가루를 만들어 뜨거운 물에 타서 마시기도 한다. 또 말리지 않은 귤피를 썰어 설탕에 재워두었다 즙이 우러나면 유자차처럼 적당량 취해 뜨거운 물을 부어 마신다.

귤화차(화향차)는 귤꽃을 말려서 달인 전통차이다.

| 산사차 |

장미과의 낙엽 활엽 소교목인 산사나무의 구형의 열매를 산사자(山査子)라고 한다. 이과(梨果)로 9월에 붉게 익는다. 입자가 비교적 크고 진한 황갈색이며 신맛이 강한 것이 좋은 산사자이다.

성분은 당질, 비타민 C, 케르세틴, 카로틴이 있고 생약성분인 아미그달린이 있다. 신맛은 유기산인 사과산과 주석산 때문에

난다. 박종희 교수의 책에는 산사자의 효능이 다음과 같이 소개
되어 있다.

산사자의 엑스는 혈관확장 작용이 있으며 노년성 심장쇠약
이나 좌심방확대에 산사자 제제(製劑)가 유효하다. 육식적체
(積滯)와 여름철 찬 음식 과식에 의한 복통설사에 사용한다.
또한 소화불량이나 월경통 등에도 응용하고 있다.

가정에서 산사(산사자)차를 만드는 방법은, 가을에 적황색 열
매를 수확하여 말린 다음 차통에 밀폐하여 보관하고 필요할 때
마다 약 10g을 취해 물 3컵 정도를 넣고 달여 하루에 4~5회 나
누어 마신다. 너무 달이면 떫은맛이 강하므로 산사자는 빨리 건
져내는 것이 좋다.

| 석류차 |

어릴 때 시골에서는 석류나무에 피는 예쁘고 특이한 꽃과 석류
열매를 많이 보았지만 최근에 도시에서는 석류를 보기 어려워졌
다. 어쩌다 시내 거리의 좌판에서 석류를 발견하고 반가운 마음
에 값을 물어 보면 꽤 비싸다는 생각이 든다.
석류는 석류나무과의 낙엽 활엽 소교목이며 꽃은 홍색으로 6

월에 핀다. 과실은 구형이고 10월에 황홍색으로 익는다.

구례군의 운조루(雲鳥樓)라는 고택에 그 집의 8세손이신 류응교 시인이 쓴 「석류」라는 시가 있는데 이 시에서는 석류의 자태를 잘 표현했다.

누가 이토록 그리운 마음들을 한자리에 모아 두었을까.
누가 이토록 첫사랑의 시린 아픔을 오롯이 간직해 두었을까.
누가 이토록 영롱한 꿈들을 어둠 속에 피게 했을까.
누가 이토록 다정한 이웃끼리 더운 피 흐르게 했을까.

석류의 중요한 성분으로는 0.4~0.5%의 알카로이드가 있고, 석류과피에는 탄닌류 28%가 함유되어 있으며 탄닌류는 가수분해되면 엘라직산이 된다. 점액질도 34%를 함유하고 있으며 꽃에는 퍼니신(punicin)이 있다.

석류는 강장, 치통에 효과가 있다고 하며 석류피의 신맛은 수렴작용, 떫은맛은 설사를 방지한다. 이질, 복통, 구충제로도 사용하며, 꽃은 정장작용을 한다고 하나 하루 10g 정도의 양만 사용해야 한다.

가정에서 석류차를 만드는 방법은, 석류즙을 뜨거운 물에 타서 마시기도 하고 석류를 적당하게 썰어 뜨거운 물에 담가 우려서 설탕이나 꿀을 넣기도 한다. 또한 석류알을 떼어 설탕에 재웠다가 달인 후 일정량 취해 끓는 물에 타서 마신다.

| 유자차 |

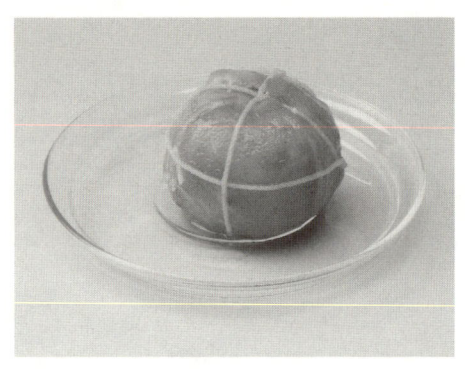

유자(柚子)는 울
퉁불퉁해 생김새는
못났으나 향은 싱그
럽다. 과실이라고
하지만 신맛이 강해
사용가치가 적은데
전체량의 절반을 차
지하는 과피를 이용

● ⋯⋯⋯⋯⋯⋯⋯ **고급 유자차**

하여 유자차를 만드는 지혜가 우리 조상에게 있었다. 유자차에
관한 기록이 1766년에 있을 정도로 그 역사가 깊다.

필자의 일본인 친구들이 자기 나라에서는 볼 수 없는 유자차를
우리나라에서 즐겨 마시고 선물로 구입까지 해 가는 모습을 가
끔 본다. 유자의 과피는 과즙에 비해 섬유질이 많고 비타민 C는
100g당 150mg 이상이 들어 있을 정도로 풍부하다. 또한 1,500
IU의 비타민 A가 카로틴의 형태로 들어 있다. 유기산으로는 피
로를 푸는 데 좋은 구연산이 많다.

유자는 귤 껍질과 거의 같은 효능이 있다. 유자차 과피의 헤스

페리딘은 혈관의 침투성을 증가시키며 감기, 오한에 효과가 있다.

가정에서 유자차를 가장 간단하게 만드는 방법은 유자껍질을 썰어서 끓여 마시는 것이다. 그러나 떫은맛이 강하므로 주로 유자청(清)을 이용한다. 물기를 제거한 유자껍질을 잘게 썰어 설탕이나 꿀에 재워 밀봉하거나 유자를 썰지 않고 통째로 구멍을 내어 용기에 담고 설탕시럽(설탕 1 : 물 3)을 만들어 식혀 유자가 잠기도록 부어 청이 나올 때까지 재워두었다가 사용한다. 맨 위에는 설탕을 좀더 많이 뿌리고 꼭 눌러 재료가 설탕에 묻히도록 해야 한다.

이경희 요리학원 원장의 고급 유자차 만드는 방법을 소개하면, 유자를 통째로 씻어 4등분으로 칼집을 내어 씨를 뺀 다음 밤, 대추, 석이버섯 잘게 썬 것을 각각 설탕에 절여 유자 속에 넣고 실로 묶는다. 설탕시럽(설탕 1 : 물 3)을 만들어 식혀 유자가 잠길 때까지 붓는다. 유자청과 유자편 몇 조각에 뜨거운 물을 부어 마신다. 최근에는 특히 겨울에 유자차(유자청)를 많이 판매한다.

| 오미자차 |

우리나라에서 오미자차에 관한 기록은 1950년에 있으나 재료인 오미자에 관해서는 중국의 고서(古書)인 『신농본초경』에 이미 기록되어 있고 도홍경(陶弘景)은 "가장 품질이 좋은 오미자는 고

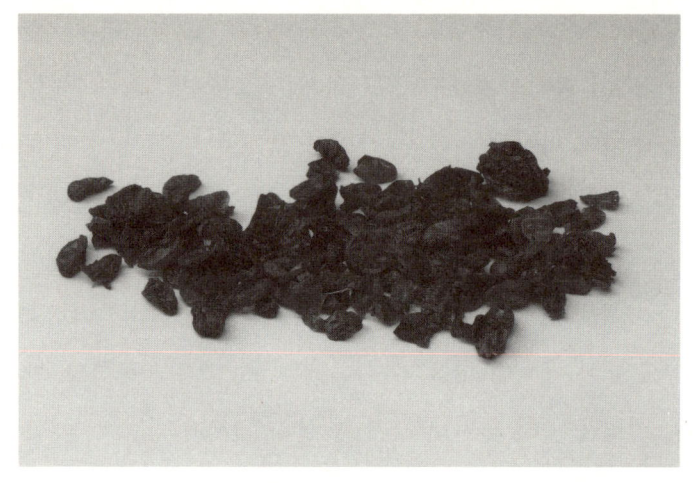

오미자 열매(전남 구례산)

구려에서 생산되며, 과육이 많으며 시고 달다"라는 기록을 남긴 것을 보면 아주 오래전부터 한약재로 사용한 것 같다.

오미자는 오미자과의 낙엽 활엽 관목의 열매인데 이삭 모양으로 늘어지며 8~9월에 붉게 익는다. 다섯 가지 맛이 난다고 하여 오미자(五味子)라는 이름을 붙였는데 우려낸 색깔이 매우 곱다. 색깔이 곱기 때문에 꽃이나 과일을 썰어 만든 전통음료인 화채를 만들 때 국물로 많이 쓴다.

말린 것은 흑색으로 습기가 있으며 신맛이 강한 것이 좋은 오미자라고 한다. 약 0.3%의 정유성분이 있으며 중요한 정유성분은 시트랄 등의 세스키 테르펜이다. 당질이 과당의 형태로 약 5% 정도 들어 있다. 유기산으로는 사과산, 구연산, 주석산이 있어 신맛을 낸다.

오미자의 효능으로는 동물실험을 통한 약리작용으로 혈압강하 작용, 간장의 해독기능 강화, 어느 정도의 간염의 치료효과 등이 있다. 오미자 추출물 중의 유기산은 항균활성이 있고 오미자 정 유성분 중에도 특정한 균에 대한 생육억제 효과가 있음이 밝혀 졌다.

한방에서의 효능은 폐(肺)를 보하고 신(腎)을 돕는 중요한 약이 며 기침과 해소에도 효과가 있다고 한다. 민간요법으로 달여서 계속 마시면 당뇨병에 효과가 있고 인삼과 동량을 달여 마시면 항상 건강한 생활을 할 수 있다고 한다.

가정에서 오미자차를 만드는 방법은, 잘 말린 오미자를 약 2큰 술(약 15g) 취해 물 3컵 정도를 넣고 10분 정도 약한 불에 달인 다. 체에 걸러 잔에 따르고 기호에 따라 설탕이나 꿀을 넣는다.

떫은맛을 싫어하는 사람은 물을 끓여 불을 끄고 오미자를 넣어 우린다. 이때 오미자의 양은 기호에 따라 물용량의 4분의 1이나 2분의 1로 가감하면 된다. 우린 물을 따라 놓고 두세 번 새 물로 더 우린다.

말린 오미자를 분쇄하여 뜨거운 물에 타서 마시기도 하고 말리 지 않은 오미자를 찬물에 우려내어 끓여서 설탕이나 꿀을 넣어 마셔도 된다.

| 포도차 |

포도차는 1766년 『증보산림경제』에 소개될 정도로 비교적 역사가 깊은 전통차이다. 포도는 낙엽 활엽 만목으로 기원전 3,500년 전의 고대 이집트 벽화에도 있을 정도로 역사가 오래되고 종류도 많다.

당질의 대부분이 포도당과 과당으로 구성되어 있지만 다른 과일에 비해 포도당(글루코오스)의 함량이 약간 더 많다. 껍질 부분에 주로 펙틴, 탄닌, 안토시아닌계의 색소가 있다.

유기산은 주석산과 사과산이 있다. 효능으로 피로를 풀어 주거나, 보기혈(補氣血), 강근골(强筋骨), 이뇨작용이 있다. 허약체질에 좋으나 소화력이 약한 사람은 소량만 마신다.

가정에서 포도차를 제조하는 방법은, 포도와 배즙에 생강즙을 섞고(4인분 기준: 포도 다섯 송이와 배 한 개, 생강즙 소량) 끓는 물에 이 재료를 넣어 식힌 후 기호에 따라 꿀을 넣어 마시는 전통적인 방법이 있지만, 일반적으로 포도즙 졸인 액에 꿀을 넣고 밀봉되는 용기에 넣어 두었다가 필요할 때 3~5티스푼 정도 취해 뜨거운 물을 부어 저어 마신다.

| 호두차 |

　호두산지인 충북 영동지방에서 나오는 호두의 품질은 매우 우수해 그곳에서는 호두를 현금처럼 취급하며 소중하게 여긴다.

　호두나무는 낙엽 활엽 교목이고 종자는 구형으로 10월에 익는다. 그래서 추자라고도 한다. 열매의 과피를 벗긴 핵과를 깨뜨려 얻는 씨를 호두인(juglandis semen)이라 한다.

　호두는 지방질의 함량이 높은 것(59.4g)이 특징이다. 중요한 성분으로 켐페롤 배당체가 있다. 지방은 불포화지방산이 많고 혈청 콜레스테롤의 저하작용이 있는 필수지방산이 많다.

　동물실험에서 호두기름을 먹이면 체중이 증가하고 혈청알부민이 증가하지만 혈청 콜레스테롤치의 상승은 완만하다고 한다. 피부를 윤택하게 하며 자양, 강장에 쓰이고 허약성 기침에 사용한다. 설사를 잘 하거나 몸에 열이 많은 사람은 피하고 저장할 때는 냉장 보관하여 불포화지방산이 산화되는 것을 막아야 한다.

　가정에서 호두차를 만드는 방법은, 껍질 깐 호두를 절구에 찧거나 갈아 가루로 하여 꿀에 재워두고 3~5티스푼 정도 취해 뜨거운 물을 부어 저어 마신다.

꽃류를 이용한 전통차

꽃은 우리 생활에 즐거움을 더해 주는 관상(觀賞)식물이다. 그러나 꽃은 예로부터 여러 나라에서 요리의 장식품이나 재료로도 사용하였으며 한약재로도 사용해 왔다.

중국에서는 꽃을 식품이나 한방에서 많이 이용하였는데, 운남성 북부의 소수 민족 사이에서는 60여 종의 꽃이 식용되고 있다고 한다.

식품으로 이용하는 예로는 차(茶)에 꽃 향을 부여한 화차(花茶)가 있는데 중국의 재스민차는 세계적으로 유명하고, 난(蘭), 장미, 유자꽃, 계화(桂花), 치자꽃, 국화도 차의 착향(着香)에 사용되었다.

우리나라에서도 녹차에 연꽃향을 부여한 백련향차 같은 전통 화차(花茶)도 있지만 꽃을 사용한 차로는 국화차, 귤화차(화향차), 매화차, 복숭아꽃(도화)차가 있다.

| 국화(산국)차 |

국화과(Compositae) 식물은 세계에 널리 분포하여 약 920속, 20,000여 종이 알려져 있다. 꽃을 식용으로 하는 나라는 중국, 일본, 우리나라이다. 쓴맛이 적고 향이 좋은 것을 선택하여 식용으로 해도 되지만 품종에 따라서는 쓴맛이 강해 식용으로 적합하지 않은 것이 많다.

산국은 10~11월에 걸쳐 전국의 야산에서 1~1.5cm의 황색 꽃을 피우는 국화과(Compositae)에 속하는 다년생 초본이다. 중요한 성분으로 락톤류와 배당체가 있다.

필자의 실험실에서 정유성분을 분석한 결과, 캄포(dl-camphor), 캄펜(camphene), 피넨(α-pinene), 보르네올(borneol), 보르닐아세테이트(bornylacetate), 크리산테논(chrysanthenone), 쯔존(thujone) 등을 함유하고 있었다.

산국은 야국(野菊)이라 하여 감국(Chrysanthemum indicum L.)과 함께 해열, 해독, 진통, 소염의 효능이 있다. 중추신경 진정작용, 혈액강화작용, 결핵균을 비롯한 각종 바이러스에 대한 억

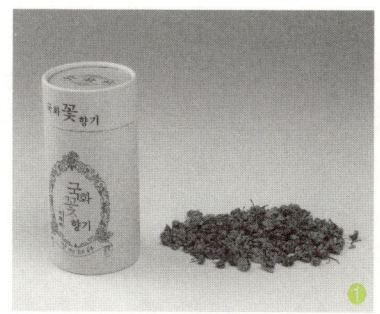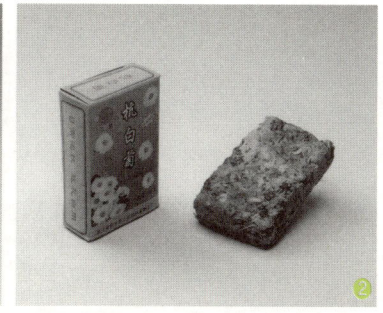

국화차 제품(❶ 국내산 ❷ 중국산)

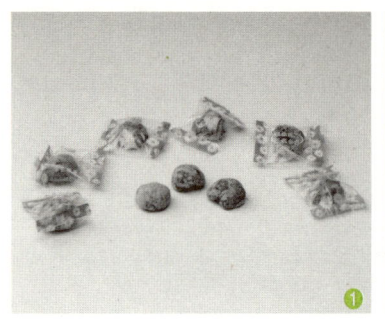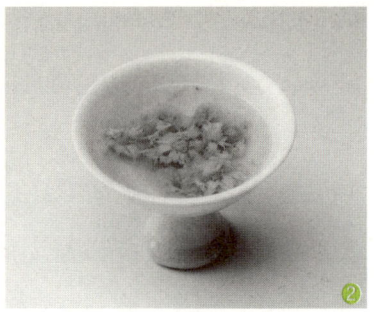

● …… ❶ 사탕알 크기의 국화차 1개를 뜨거운 물에 풀면 ❷ 7송이의 국화꽃이 활짝핀다

제효과가 있고 비타민 A가 많아 눈에 좋다.

국화차는 다음과 같이 해서 마신다.

① 시중에서 판매하는 건조한 감국을 구입하여 찻잔에 몇 송이
를 넣은 다음 뜨거운 물을 부어 꽃잎이 피어나고 색깔이 우
러나면 마신다. 중국산 제품 중에는 사탕 1알 크기의 포장
에 7송이 정도의 꽃이 진공팩으로 되어 들어 있는데, 건조
한 구기자가 따로 포장되어 있어 구기자 몇 알을 넣으면 약
효도 있고 국화차의 색을 더 진하게 해준다.

② 가정에서 신선한 국화를 이용할 때는 농약을 주지 않은 국
화를 사용하고 뜨거운 물에 식염을 약간 넣어 국화꽃을 살
짝 데친 후 냉수에 헹궈 말려 보관해 두었다가 필요할 때 약
10g 정도 취해 뜨거운 물을 부어 3분 정도 우린 후 마신다.

③ 말린 국화를 꿀에 재워 밀봉하여 한 달 정도 두었다가 적당

량을 취해 우려 마신다.

| 매화차 |

초봄에 피는 매화를 이용하여 만든 차인 매화차에 관한 기록은 이미 1766년 『증보산림경제』에 나와 있다. 매화나무는 낙엽 활엽 교목으로 4월에 피는 백색이나 연분홍색 꽃을 차로 이용하기도 하고 6월에 성숙하는 매실을 차로 하기도 한다.

매화차 만드는 방법은 ① 건조한 매화(반쯤 핀 것이 좋다)를 꿀에 재워 밀봉하여 보름 정도 두었다가 적당량 취해 우려 마시거나, ② 매화를 소금물에 절인 후 식초 몇 방울(분홍색의 보존과 항균작용)을 떨어뜨려 보관한 후 녹차를 우려 마실 때 매화 꽃봉오리를 띄워 마시면 운치가 있다.

| 복숭아꽃(도화)차 |

우리나라의 전통음료 중 화채(花茱)는 과일이나 꽃을 썰어서 꿀이나 설탕에 재우거나 그대로 오미자 국물이나 설탕물 또는 꿀물에 띄워 마시는 것을 말한다.

복숭아화채는 복숭아를 얇게 썰어서 꿀이나 설탕에 재웠다가 오미자 국물을 부어 만든 것이다. 복숭아꽃(도화)차는 복숭아꽃

을 씻어 말려 꿀에 재워 밀봉하여 보름 정도 두었다가 적당량 취
해 우려 마시는 것이다.

복숭아꽃의 성분으로 캠페롤(kaempferol)의 배당체와 비타민
A 등이 있다. 민간요법으로 얼굴의 기미를 없앤다는 설이 있다.
또한 이뇨와 변비에도 효과가 있다고 한다.

곡류를 이용한 전통차

우리나라에서 곡류를 이용한 전통 음청류로는 1827년의 『임원십육지』에 찹쌀미수, 1800년대 말 『시의전서』에 미수(지금의 미숫가루 형태)와 보리수단(삶은 보리쌀에 녹말가루를 씌워 살짝 데친 것을 찬 오미잣국에 잣과 함께 띄운 음료이다)이 소개되고 있다.

보리차와 율무차에 관한 확실한 기록은 옛 문헌에는 없다. 그러나 근대에는 보리차와 옥수수차는 가정에서, 율무차는 가정이나 자판기에서 사서 많이 마시고 있다.

| 율무차 |

율무는 화본과(禾本科)의 1년생 초본이다. 종자는 의이(薏苡)라고 하며 껍질을 벗긴 율무쌀을 의이인(薏苡仁)이라고 한다. 내부가 희며 씹으면 치아 사이에 점착하는 것이 좋다고 한다.

일반성분으로는 녹말(51.6g)이 많고 미량성분으로 인, 칼슘, 나트륨, 철분 등의 무기질과 비타민 B류가 있다. 효능은 신진대사촉진, 이뇨, 건위, 소염작용이 있고 오래 마셔도 탈은 없지만 땀이 적게 나며 변비가 있는 사람에게는 적합하지 않다고 한다.

율무차에는 두 종류가 있다

① 껍질을 벗기지 않은 율무로 차 만드는 방법은, 껍질을 벗기
지 않고 볶은 율무를 끓는 물에 넣고 30분 정도 달여서 마신
다. 껍질을 벗기지 않고 볶은 차는 혼탁하지 않고 맑다.

② 껍질 벗긴 율무로 차 만드는 방법은, 껍질을 벗겨 말린 율무
(건재상에서 구입) 10~20g에 물 3~4컵을 붓고 달여 몇 번
에 걸쳐 나누어 마시거나 껍질 벗긴 율무를 볶아 가루를 만
들어 약 2큰술을 넣고 뜨거운 물을 부어 잘 저어 마신다. 여
기에 땅콩가루나 호두가루를 넣으면 고소하다.

시중의 완제품을 구입하여 사용하면 편리하고 자판기에서도
국산차로 가장 많이 취급하는 것이 율무차이다.

그렇지만 율무차는 다른 음료에 비해 지방질이 많아서 산패할
염려가 있기 때문에 자판기 안에서 2일을 경과하지 않아야 한다.

| 보리차 |

보리는 화본과(禾本科)의 1년 또는 2년생 초본으로 재배역사가
6,000~7,000년 정도 된 가장 오래된 곡식류이다.

일반성분은 수분 14%, 당질 71.7g%, 단백질 10g%, 지방
1.9g%, 섬유질 2.4g%, 무기질 2.4g%이다. 보리차는 보리를 볶
은 것으로 구수한 향이 있기 때문에 우리나라 가정에서 옛날의

숭늉 대신으로 식사 후에 마시는 보편적인 음료의 하나이다. 최근에는 대부분의 가정에서 시판되는 티백을 구입하여 사용하고 있다.

일본에서도 녹차류를 제외하면 가정에서 가장 많이 마시는 차는 보리차이다. 여름의 냉보리차를 비롯해서 상품의 종류도 매우 다양하다.

신생아의 수분보충에도 보리차를 이용하는데 보리차의 효능은 건위와 수분보충에 있다.

| 옥수수차 |

옥수수는 화본과(禾本科)의 1년생 초본으로 종류가 매우 다양하다. 주성분은 당질이며 포도당이 조금 들어 있다.

일반성분은 수분 10.3%, 당질 69.8g%, 단백질 12.1g%, 지방 4.0g%, 섬유질 2.7g%, 무기질 1.1g%이고 볶으면 구수한 향과 약한 단맛이 생기기 때문에 가정에서 식사 후의 음료로 많이 이용하고 있다.

산지에서는 각자의 가정에서 볶아서 사용하지만 도시에서는 시골에서 가지고 온 재료를 방앗간에서 볶아주며, 그곳에서 구입하기도 한다.

옥수수차는 건위, 순환기 질환과 당뇨병에 효과가 있다고 한다. 옥수수 수염은 질산칼륨이 포함되어 있어 이뇨작용을 하며 신장기능을 촉진하고 방광염에 효과가 있다.

옥수수 수염으로 차 만드는 방법은, 옥수수 수염을 건조한 후 약 15g에 물을 3컵 정도 붓고 물의 양이 절반이 될 때까지 달여 하루에 세 번 식간에 마신다.

요즘에 유행하는 차

　최근에 유행하는 차류는 이전부터 민간요법으로 효능이 있다고 전해진 것이 근대화되었거나 일본이나 중국에서 건강음료로 각광을 받고 있는 것들이 전해진 것도 있다.

　감잎차, 쑥차, 둥굴레차처럼 건강에도 기여하고 기호도가 높은 것도 있으나 다시마차, 복분자차, 산수유차, 삼백초차, 신선초차, 솔잎차 등은 약차(藥茶)로서의 기능이 더 큰 것 같다.

| 감잎차 |

　감나무의 어린잎으로 차를 만들어 마시면 녹차만큼 향미가 진하지는 않지만 은은한 향미가 있다. 어린잎 100g 중 비타민 C가 500mg 들어 있고 탄닌이 많다. 향기성분도 필자의 실험실에서 분석한 결과 녹차잎에 들어 있는 성분과 중복되는 것이 많았다.

　감잎차는 부작용이 없는 이뇨제로 사용해도 좋고 녹차에 들어 있는 성분과 유사한 탄닌 성분 때문에 순환기 질환, 위궤양, 당뇨병, 항암작용에도 효과가 있다.

　가정에서 감잎차를 만드는 방법은 5월에 나는 어린잎을 씻어 썰어 그늘에 말렸다가 우려 마신다. 조금 성숙한 잎은 탄닌이 많

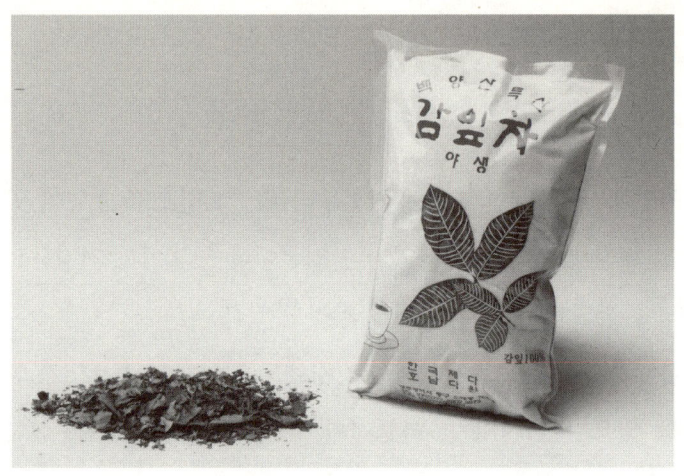

국내산 감잎차

아 녹차 제조 공정처럼 살짝 데치거나 증기로 쪄서 볶아 사용한다. 손쉽게 마시는 방법은 녹차보다 가격이 싼 티백을 구입하여 사용하면 된다.

김혜영 교수는 『한국의 음청류』란 책에서 감잎차의 맛이 부족하므로 매실주 한 방울이나 유자청 한 쪽을 넣어 주면 한층 맛있게 먹을 수 있다고 적고 있다.

| 다시마차 |

갈조류에 속하는 2~3년생 해조류로 만든 차이다. 다시마의 일반성분은 수분 13.5%, 단백질 6.8g%, 당질 43.8g%, 지방 0.5g%,

섬유질 7.5g%, 무기질 27.9g%이다.

주성분은 감칠맛 성분인 글루타민산이다. 당질은 주로 끈끈한 점질물이며 분해하면 포도당, 과당, 갈락토오스, 말토오스가 된다. 강력한 알칼리성 식품이다.

식품이 산성인가 알칼리성인가를 알아내는 방법은 그 식품이 보유하고 있는 무기질의 종류에 따른다. 염기성 아미노산인 라미닌은 혈압강하에 효과가 있다.

알긴(20% 들어 있는 점질물)은 섬유소 역할을 하므로 각종 성인병에 효능이 있다. 그러나 성질이 차므로 허약체질은 소량만 먹는다.

다시마차는 다시마 분말이나 잘게 자른 다시마에 뜨거운 물을 부어 우려내 체에 걸러서 찻잔에 담아 그냥 마시거나 기호에 따라 꿀이나 설탕을 넣어 마신다. 다시마분말을 판매하므로 이용하면 편리하다.

| 둥굴레차 |

우리 식생활에 언제부터인가 숭늉과 매우 비슷한 구수한 향미가 나는 둥굴레차라는 것이 들어오게 되었다. 상품으로 만들어 시판하는 것도 있고 시중에서 가공하지 않은 것을 구입할 수도 있다.

필자의 집에서는 가격은 다소 비싸지만 함양에서 생산되는 국내산 둥굴레로 만든 J사의 티백을 구입하여 마셨는데, 아이들이 초등학교에 다닐 때 학교에 음료로 가져가니 아이 친구들이 집에 가서 자기도 둥굴레차를 만들어 달라고 했다 한다. 아이 친구 엄마들이 전화를 했는데 아이들이 자기 집에서 만든 것은 친구 것과 맛이 다르다고 한다며 어떤 둥굴레를 사용했느냐고 문의한 적도 몇 번 있었다.

둥굴레는 백합과의 다년초로 그 뿌리는 위유, 옥죽으로 불린다. 우리나라에 자생하는 둥굴레속 식물도 20여 종이 되며 뿌리(땅속줄기)를 주로 이용한다.

성분으로는 당질(포도당, 과당), 아미노산, 점액질로 이루어져 있다. 배당체인 디오스제닌, 스테롤, 약리성분인 콘발라마린, 콘발라린이 있다.

구수한 향기성분이 숭늉과 같은 성분인지 궁금하여 필자의 실험실에서 정유성분을 분석한 결과, 볶은 둥굴레차에는 숭늉에도 있는 성분으로 구수한 향에 기여하는 알킬 피라진류가 많고, 선옥죽차처럼 9증9포(九蒸九暴: 9번 찌고 9번 덖는 과정)를 거친 차는 전분에서 당화(糖化)를 많이 하여 달콤한 향에 기여하는 퓨란류를 많이 함유하고 있었다.

둥굴레차는 혈당강하에 효능이 있고 자양, 강장약으로 병후의 허약증에 응용한다. 한방에서는 비(脾)가 허(虛)하여 습(濕)한 사람은 좋지 않다고 한다.

둥굴레차를 만드는 방법은, 잘 말린 땅속줄기를 잘라 솥에 덖어서 주전자나 솥에 적당량 취해 끓여 마신다. 티백으로 다양한 제품이 나오는데 뜨거운 물을 넣어 우려 마시거나 주전자에 물을 넣고 물이 끓으면 둥굴레를 넣어 잠시 더 끓이다가 불을 끈다. 오래 끓이면 색이 너무 진하고 기호도가 떨어진다.

| 복분자차 |

복분자차는 신문광고에서 복분자제품과 함께 효능이 많이 소개되고 있다. 복분자제품은 차보다는 술제품이 다양하게 상품화되고 알려져 있다.

복분자는 장미과의 낙엽 활엽 관목의 과실군으로 반구형이며 7~8월에 붉게 익는다. 과실을 복분자(Rubi fructus)라 하는데 신맛이 나고 열매가 충실하며 부스러지지 않는 것이 좋은 복분자이다.

복분자 열매의 향기 성분을 연구한 신흥대학의 최향숙 교수에 따르면 복분자의 특유한 향은 100여 종이 넘는 향기 성분 중에 테르피넨, 리나롤, 코파엔에서 주로 나오는 것으로 설명하고 있다. 유기산으로 사과산, 구연산, 주석산이 있고 당질이 많다.

복분자 열매의 생리활성을 연구한 전남대 박근형 교수는 복분자 열매에서 노화억제에 효과가 있는 항산화물질로 다섯 종의 페놀산과 두 종의 유기산, 케르세틴을 분리, 동정하였다.

　복분자는 자양, 강장, 당뇨병, 갈증해소와 소변과다 증상에 효과가 있다. 복분자차를 만드는 방법은 복분자를 씻어 꿀이나 설탕에 재워 밀봉하여 보름 정도 두었다가 적당량의 즙을 취해 우려 마신다.

| 산수유차 |

　우리나라에서 산수유로 유명한 곳은 전남 구례와 경기도 이천이다. 구례는 남쪽이라 샛노란 산수유꽃이 3월 20일~3월 31일 사이에 가장 많이 핀다. 이천의 영원사라는 사찰주변도 새로운 봄꽃 구경의 명소로 등장했는데, 그곳의 산수유꽃은 3월 말에서 4월 초까지 계속된다. 노란색 꽃 빛깔이 절정을 이룰 때 사진 애호가나 일요 사생회 회원들이 자주 찾는다.

　산수유꽃은 꽃잎이 2mm가량으로 아주 작기 때문에 낱개의 꽃송이를 보는 맛보다 수십 그루씩 무리를 지은 산수유꽃의 군락이 꽃구경 나온 사람들의 마음을 빼앗는다. 산수유나무는 층층나무과의 낙엽 활엽 교목으로 홍색으로 익는 과실인 산수유(Corni fructus)가 열리는 10월에 또 한번 사람들에게 구경거리를 제공한다.

산수유는 핵과(核果)로 한방에서 씨를 빼고 건조하여 약재로 사용하는데 긴 타원형으로 길이가 1.5~2cm이고 폭은 1cm 정도 되며 윤이 나고 주름이 있다. 흑자색을 띠고 약간 단맛이 있으면서 신 것이 좋은 산수유이다.

산수유 성분으로는 탄닌이 들어 있고 유기산으로 사과산, 주석산, 몰식자산이 있으며 지방산, 사포닌, 모노트리테르펜 배당체가 있다.

산수유의 탄닌은 수렴작용이 있고 지방산인 oleanolic acid와 ursolic acid는 항당뇨활성효과가 있으며, 민간요법으로 강장약, 강한 이뇨작용, 요통완화, 보신온간(補腎溫肝)의 작용이 있다고 한다.

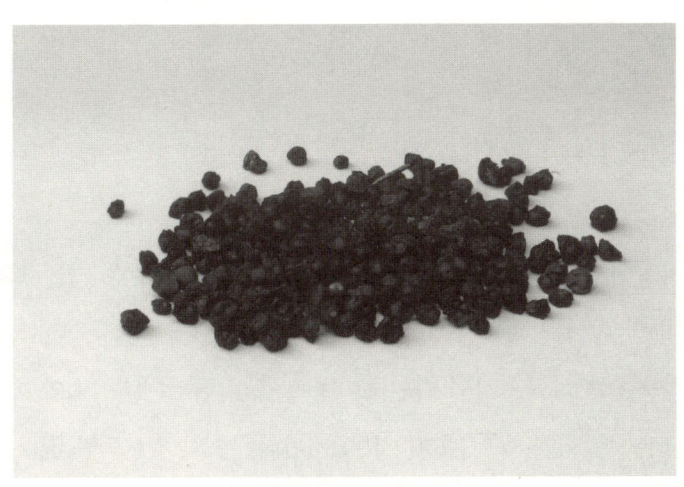

산수유 열매(전남 구례산)

산수유차 고유의 향미를 즐기기 위해서 산지(구례산수유, 대표: 윤향현, 062-941-4131)에서 가르쳐 주는 산수유차 만드는 방법을 참고하면, 잘 익은 산수유 과실을 채취하여 깨끗이 씻어 햇볕에 약 일주일 정도 말린 다음 산수유의 씨를 제거한다. 씨를 뺀 산수유를 다시 햇볕에 완전히 말려 사용하면 산수유 특유의 효능을 즐길 수 있다고 한다.

차 제조방법은 산수유 150g을 맑은 물 10l(5되)에 넣고 강한 불에 1시간, 약한 불에 2시간 정도 달인다. 액이 3l 정도 남았을 때 산수유를 건져낸다. 설탕 또는 꿀을 입맛에 맞게 넣어 마시는데 냉장고에 보관하여 차게 마셔도 좋다.

적은 양의 차를 만들 때는 산수유 약 20g에 물을 5컵 정도 넣고 충분히 달여서 마신다. 기호에 따라 꿀이나 설탕을 넣어 마시면 좋다.

| 삼백초차 |

시장에서 가끔 삼백초 건조한 잎을 재래식 나무로 만든 되에 넣어 몇 홉이나 몇 되씩 파는 모습을 볼 수 있다.

삼백초는 삼백초과의 다년초이며 일종의 취기(臭氣)가 있고 근경(根莖)은 희며 높이는 50~100cm이다. 뿌리, 잎(꽃 밑 잎 2~3개가 하얗게 변했다 초록색으로 돌아옴), 꽃의 세 부분이 전부

희다고 하여 삼백초라고 한다.

약모밀(어성초)을 일본에서 삼백초(약모밀도 삼백초과이므로)라고 하는데 우리나라에서 가끔 혼동하는 경우가 있다. 특유의 향의 원인인 전초의 정유성분은 메칠노닐 케톤(methyl-nonyl ketone)이다. 뿌리에는 아민산, 유기산, 당류가 있고 잎에는 플라보노이드인 케르세틴(quercetin)류와 루틴(rutin) 등이 있다.

뿌리는 피부질환, 변비에 효과가 있고 잎은 혈압강하에 효과가 있다. 가정에서 삼백초차를 만드는 방법은 건조한 전초(잎, 줄기, 뿌리) 20~30g에 물을 3컵 정도 넣고 색이 우러날 때까지 달여서 마시거나 뿌리를 볶아서 적당량의 물을 넣고 달여 마신다.

| 신선초차 |

건강식품 코너에서 녹즙의 재료로 신선초를 볼 수 있으며 신선초즙을 국수에 넣은 신선초 국수가 판매되기도 한다.

신선초는 미나리과에 속하는 다년생 초본으로 우리나라에는 1970년대 말에 처음 들어왔다고 한다. 일본에서는 이 잎이 오늘 잘라도 내일 자란다고 하여 명일엽(明日葉: 아시다바)이라는 이름을 붙였다고 한다.

신선초의 성분으로는 플라보노이드인 하이퍼오사이드(hyperoside), 시나르오사이드(cynaroside), 루테오린(luteolin)

배당체가 있다. 각종 비타민이 들어 있고 특히 빈혈에 효과가 있는 B_{12}가 들어 있다.

　신선초의 효능으로는 항돌연변이 활성효과, 흰쥐를 이용한 동물실험에서 고지혈증 개선효과, 콜레스테롤 합성 저해작용, 간 독성을 유발시킨 흰쥐 실험에서 간 보호작용과 빈혈예방에 효과가 있었다. 가정에서 신선초차를 만드는 방법은 건조한 어린잎을 잘게 썰어 적당량 넣고 뜨거운 물을 부어 2~3분간 우려 마신다.

| 쑥차 |

　쑥은 동서양을 막론하고 성스러운 허브이다. 우리 민족의 시

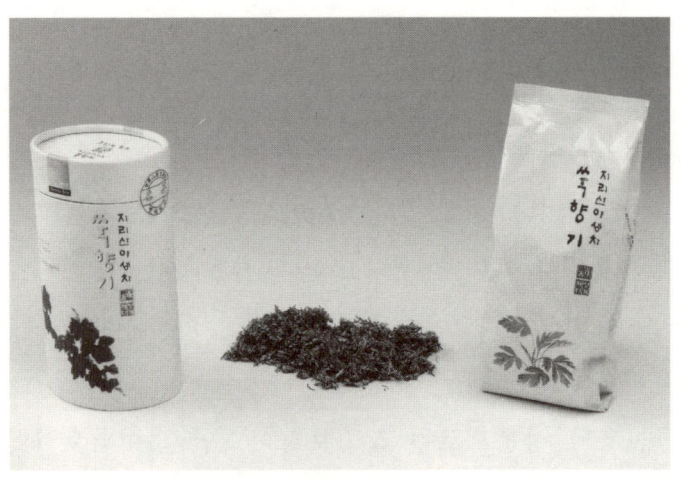

국내산 쑥차

조, 단군왕검의 신화에도 쑥이 나온다. 조선왕조 후기까지 5월 5일 단오가 되면 궁중에서 쑥범(쑥으로 만든 호랑이)을 신하들에게 나누어 주었다고 한다. 신령스러운 쑥으로 호랑이를 만들어 잡귀를 물리치라는 뜻이라고 한다.

한편, 현존하는 영국의 의학서 중 가장 오래된 초본서(草本書)인 『라크눈가』(lacnunga)에 공기 중의 독을 막는 아홉 가지 성스러운 허브의 하나로 쑥이 기록되어 있고, 6월 23일 성 요한의 전날에 채취한 쑥은 병마와 불행을 막는다고 하여 쑥관을 만들어 머리에 얹는다고 기록되어 있다.

쑥은 국화과에 속하는 다년생 초본이다. 크기와 모양으로 애엽(쑥, 참쑥, 약쑥)과 인진으로 나뉜다. 다섯 종의 Artemisia속 식물, 즉 쑥의 종류에서 분리한 페놀성 물질은 항돌연변이와 항균 활성이 있다.

일반성분은 섬유질(3.7g%)과 무기질(2.0g%)이 많은 편이다. 비타민 A(7,940 IU)와 비타민 C(75mg%)가 특히 많다. 정유성분은 시네올(cineol), 쯔존(thujone), 세스키테르펜(sesquiterpene)류가 많다. 쑥의 정유성분은 쑥찜 등에 사용된다. 그밖의 성분으로 콜린과 아데닌이 있다.

쑥의 효능은 매우 많은데 통경, 지혈, 빈혈, 부인대하, 복통, 건위, 토사, 자궁출혈, 만성기관지염 등에 사용한다.

가정에서 쑥차를 만드는 방법은 쑥잎을 물에 씻어 물기를 빼고 그늘에 말려 적당한 크기로 썬다. 적당량의 쑥을 취해 뜨거운 물을 부어 2~3분 기다린 후에 마신다. 다른 방법은 쑥가루를 만들어 율무가루나 콩가루 등과 함께 타서 마신다. 쑥차 시판품을 이용해도 좋다.

| 솔잎차 |

상록 침엽 교목인 소나무의 잎으로 제조한 솔잎차는 『동의보감』에서 고혈압과 중풍에 효과가 있다고 하였다. 근대에 와서도 솔잎의 효능에 관한 각종 민간요법이 전해지고 있다.

일본에는 솔잎, 물, 레몬, 꿀을 이용한 솔잎주스를 복용하고 효과를 본 사례가 있다. 뇌경색으로 쓰러진 중년남성이 4일 만에 깨어났지만 심각한 치매현상을 보였는데 이 솔잎주스를 아침, 점심, 저녁 그리고 마시고 싶을 때 마시게 했더니 한 달 만에 호전의 기미가 보이고 발병하고 일 년 후, 솔잎주스를 꾸준히 마신 시기로부터 반년 후에는 거의 정상으로 회복되어 매스컴에도 소개되었다. 우리나라에서도 『솔잎치료법』이란 책에서 이 사실을 소개하고 있다.

솔잎에는 엽록소, 비타민 A, 비타민 K, 비타민 C가 들어 있고 정유성분은 테르펜계 화합물이 많다. 전통적으로 송편을 찔 때 솔잎을 넣는 것은 소나무 향을 내기 위한 것뿐 아니라 그 향의 성분인 테르펜 등이 항균작용을 하는 이유도 있다.

삼림욕이 좋은 것은 각종 나무에서 발산하는 수십 종의 테르펜들이 공기를 정화시키고 우리 몸을 이롭게 하는 녹색샤워의 역할을 하기 때문이다. 특히 소나무 향은 진정과 각성효과를 전기생리학적으로 평가하는 실험에서 강한 진정효과를 나타냈다.

솔잎의 효능은 체내의 노폐물을 배출하고, 콜레스테롤을 저하시킨다. 솔잎차를 만드는 방법은, 솔잎을 달여 꿀이나 설탕을 넣어 마시거나 솔잎을 약한 불에 볶아서 잘라 뜨거운 물을 부어 마시거나 달여 마신다.

| 영지버섯차 |

영지버섯과 상황버섯 등 항암과 관계가 있는 버섯은 생긴 형상이 특이하고 질감은 매우 딱딱한 것이 공통점이다.

영지버섯은 잔나비걸상과의 영지와 그 근연종의 자실체를 건조한 것이다. 영지초, 적지, 홍지, 만년지 등으로 불리며 담자균강, 다공균목, 다공균과에 속한다. 삿갓은 목질화되어 딱딱하며 반원형 모양이다. 삿갓이 붉고 단단하며 크기가 고른 것이 좋은 것이다.

쓴맛 성분은 고노더믹산(gonodermic acid) A, B …… Z 등 트리테르펜류가 60여 종 들어 있고 알카로이드도 있다. 그밖에 다당류, 유기산, 수지, 만니톨, 쿠마린, 락톤류, 에르고스테롤이 들어 있다. 영지의 효능은 많이 알려져 강장, 신경쇠약, 불면증, 기관지염 등의 만성병에 사용되고 민간약으로 고지혈증, 당뇨, 소화성궤양, 동맥경화, 항암 등에 사용된다. 영지를 이용한 드링크 종류도 많이 시판되고 있다.

영지버섯차 만드는 방법은 영지버섯에 물을 적당량 넣고 충분히 달여서 마신다. 쓴맛이 많이 나므로 기호에 따라 꿀이나 설탕을 넣어 마신다.

| 약모밀(어성초)차 |

약모밀은 삼백초과에 속하는 다년초로 우리나라에서는 울릉도에서 나며 민간약초로 사용되어 왔다. 울릉도에서는 어성초에 감초와 두충을 넣고 달여 찻집에서 판매하는데 술마신 사람들이 해장을 겸해 마신다고 한다.

암 같은 고질병에 걸린 사람들이 생즙을 마시는데, 어성초 예찬론자인 박중곤 씨가 쓴 『한국의 향기문화』란 책에는 어성초 생즙에서 나는 비린내 제거방법으로 생즙에 꿀 한 숟갈이나 우유 약간을 넣는다고 적혀 있다.

약모밀은 최근 10여 년 동안 전국에서 재배하여 건강식품으로 판매되고 있다. 물고기 비린내가 난다고 해서 어성초(魚腥草)라

고 하며, 성분 중 퀘르시트린, 이소퀘르시트린이 있어 모세혈관
의 활동을 활발하게 한다.

 약모밀은 초여름에 흰꽃이 피며 잎은 하트 모양이다. 5~6월의
개화시기에 수확한 전초를 건조하여 20~30g을 취해 물을 2~3
컵 정도 넣고 홍차색이 날 때까지 달여 마신다.

여러 가지 재료를 혼합한 차

| 계피생강차 |

향이 좋은 계피 약 10g과 껍질 벗긴 생강 약 20g을 잘게 잘라 약탕기나 냄비에 넣고 물을 8~10컵 정도(4인분 기준) 붓고 달인다. 기호에 따라 꿀을 넣고 실백과 대추 썬 것을 몇 조각 예쁘게 띄운다.

| 두충감초차 |

두충(두충나무 껍질)과 감초 각 10g을 잘게 잘라 약탕기나 냄비에 넣고 물을 10컵 정도(4인분 기준) 부어 달인다. 체에 걸러서 꿀을 넣어 마신다.

| 대추생강차 |

약탕기나 냄비에 대추 15~20개와 껍질 벗긴 생강 약 20g을 얇게 잘라 물을 8~10컵 정도(4인분 기준) 붓고 중불로 충분히 달인다. 체에 걸러서 기호에 따라 꿀을 넣고 실백과 대추 썬 것을 예쁘게 띄운다.

대추와 생강(대추 200g과 생강 10g)을 달여 꿀과 사향을 약간 타서 마시는 것을 온조탕(溫棗湯)이라 한다.

| 호두실백차 |

호두와 실백을 곱게 갈아 꿀(호두, 실백, 꿀 4 : 2 : 1의 비율)에 재워두었다가 타서 마시는 것을 봉수탕(鳳髓湯)이라 한다. 식후에 마시면 폐를 좋게 하고 해소병을 치료한다고 한다.

| 오과차 |

다섯 가지의 과일을 섞어 달인 전통의 약용차로 주로 사용하는 과일은 귤피, 대추, 황률(말려서 속껍질까지 벗긴 밤), 생강, 모과편이다.

계절에 따라 재료를 바꿀 수 있으며 한방에서는 귤피, 모과편 대신에 호두나 은행을 이용하기도 한다. 기호를 증가시키기 위해서 계피, 곶감을 넣거나 건강증진을 위해서 인삼을 넣기도 한다.

● **귤피, 대추, 황률, 생강, 모과편을 이용한 오과차**
썰어서 말린 귤피(10g), 대추(10개), 황률(15개), 손질하여 얇게 썬 생강 1쪽과 말린 모과편 2쪽을 약탕관이나 용기에 넣고 물을 5~6컵 정도 부어 약한 불에서 물의 양이 절반 정도 되도록 달인다. 체에 걸러 꿀이나 설탕을 넣고 손님 접대용으로는 실백을 띄워 낸다.

효능은 보양차이며 감기에 자주 걸리고 기침(기관지염, 천식의 예방과 치료에 좋다)이 잦을 때 달여 마신다.

● 모과편, 대추, 밤, 호두, 은행을 이용한 오과차

황률이나 생밤(15개)을 절구에 서너 조각이 나도록 찧고 호두(10개)의 속껍질도 뜨거운 물에 넣었다가 건져내어 벗긴다. 또 은행(10알)도 껍질(겉껍질을 벗기고 프라이팬에 볶거나, 겉껍질의 모서리를 펜치로 살짝 눌러 금을 내어 전자레인지에 2분 30초 정도 돌리면 겉껍질과 속껍질이 잘 벗겨진다)을 벗긴다. 이어서 건조시킨 모과편(50g)과 대추(20개)를 함께 넣고 물을 5~6컵 정도 붓고 약한 불에서 물의 양이 절반 정도 되도록 달인다. 체에 걸러 꿀이나 설탕을 넣고 손님 접대용으로는 실백을 띄워 낸다.

모과편이 없을 때는 생강 1쪽을 넣고 같은 방법으로 달인다. 몸에 열이 있는 사람에게는 적당하지 않다(소양인 체질에는 적합하지 않다).

| 쌍화차(쌍화탕) |

우리나라에서는 차와 탕(湯)을 엄격하게 구별하지 않는다고 한다. 고문헌에서는 쌍화탕이라고 했는데 지금은 차와 탕을 병행하여 사용하고 있다.

쌍(雙)은 기혈(氣血)과 음양(陰陽)을 말하며 화(和)는 조화를 의미하므로 한방에서 기와 혈을 보하고 음양을 조화시켜 주는 처방이라는 이름에서 유래하였으며, 피로를 풀어 주거나, 심신이 쇠약해서 원기가 없고 식은땀이 날 때 좋다.

쌍화차의 재료인 백작약, 숙지황, 황기, 당귀, 천궁, 계피, 감초를 생강, 대추와 함께 약한 불에 달여 베보자기에 짜서 찻잔에 따라 마신다. 한약도매상에서 쌍화차 재료를 구입하여 사용하면 편리하다.

쌍화차 1첩 분량은 이전에는 각각의 재료를 금처럼 돈(1돈은 3.75g)으로 계산했지만 지금은 편리하게 백작약(10g), 숙지황, 황기, 당귀, 천궁(각 4g), 계피, 감초(각 3g)를 1첩으로 하고 생강 서너 조각, 대추 두 개를 물 5~6컵 정도 붓고 달인다.

● 쌍화차의 재료, 숙지황, 황기, 천궁

숙지황은 지황(다년초의 뿌리로 생지황, 건지황, 숙지황이 있다)의 뿌리를 쪄서 말린 약재로 내열(耐熱), 인후건조, 갈증 등의 증상에 사용하며 육미환(六味丸)이나 사물탕(四物湯)에 사용한다.

황기는 콩과의 다년초이며 뿌리의 주피(周皮)를 제거하여 건조한 것을 황기라 한다. 외향은 담회황색 또는 담갈황색으로 불규칙하게 세로로 주름이 있다. 질이 부드럽고 단맛이 있으며 본래 향은 별로 없다. 중요한 성분으로는 뿌리에 플라보노이드인 포모네틴(fomonetin), 아스트라이소플라반(astraisoflavan) 그리고 사포닌으로 소야사포닌(soyasaponine)이 있다. 혈압강하, 강심 · 혈관확장작용이 있다.

천궁은 미나리과에 속하는 다년생 초본으로 그 뿌리줄기를 가을에 채취, 건조하여 약재로 사용한다. 천궁의 성상은 불규칙한 덩어리 모양으로 표면은 황갈색 또는 회백색으로 혹 같은 융기가 있어 거칠고 단단하다.

천궁의 향은 독특하다. 시골 다녀오는 길에 천궁 잎을 잘라서 자동차 안에 넣으면 천연의 방향제 역할을 하나 어린아이들은 대체로 싫어하는 향이다.

필자의 실험실에서 건조시킨 천궁뿌리의 정유성분을 분석한 결과 정유성분은 분자량이 큰 고비점 화합물인 프탈리드류가 많았다. 이들 정유성분들도 약효와 관계가 있다. 필자의 실험실에서 이들 성분들을 저장할 때 상온보다 저온 저장에서 정유성분을 더 많이 보유한다는 사실을 밝혔다.

효능으로는 냉증, 빈혈, 월경장애, 축농, 혈도증 등 각종 부인병에 효과가 뛰어나서 중요한 한약재로 사용되어 왔다.

| 제호차(제호탕) |

제호(醍醐)란 불교에서 가장 좋은 것을 가리키는 말로 맑은 우유를 정제한 농축액을 말하며, 오늘날의 치즈와 같은 의미이나 실제의 재료는 오매육, 백단향, 사인, 초과 등에 물을 붓고 다져서 즙을 낸 후 꿀을 넣고 달여서 찬물에 타서 마시는 음료이다.

조선시대 때 단오에 임금님이 내의원에 명하여 지어 오게 하여 일흔 살이 넘는 문관 정이품 이상의 노인이 들어가서 대우받는 곳인 기로소(耆老所)에 내렸다고 한다.

현대에 맞게 제조하면 오매육(100g), 백단향(7g), 초과(3g), 사인(3g)을 갈아 꿀 500g(오매육의 5배)을 섞어 걸죽하게 고(膏)가 될 때까지 졸여 도자기 항아리에 담아두고 적당량을 취해 찬물이나 얼음물에 타서 마신다.

제호차의 효능은 여름철에 갈증을 풀어 주고 위를 튼튼하게 하며 정신을 맑게 한다고 한다.

● 제호차의 재료, 백단향, 사인, 초과

백단향(白檀香)은 상록 교목인 단향의 나무줄기의 단단한 중심부로 담황색이며 단단하고 치밀하다. 그늘에 말려 잘게 썰어 사용하고 약리효과는 소화기능을 다스리고 혈압을 내려준다.

사인(砂仁)은 열대지방에서 생산되는 열매이다. 그대로 또는 볶아서 분쇄하여 사용한다. 식욕을 증진시키고 소화를 돕는 성질이 있다.

초과(草果)는 다년생 초본의 성숙한 열매를 말려 분쇄하여 약재로 사용하는데 매운맛이 있고 성질은 따뜻하여 소화를 촉진시키고 위장병에 좋다고 한다.

● **시판되는 혼합 기능성차: 연(然)차**

태평양의 연차는 현미(28%), 감잎(26%), 둥굴레(26%), 두충(6.8%), 결명자(6.5%), 검정콩(5.5%), 치커리(0.5%), 쑥(0.2%), 뽕잎(0.2%), 솔잎(0.1%), 삼백초(0.1%), 홍화씨(0.1%) 모두 12가지 산야초로 만든 식수대용차이다.

연차를 마시는 방법은 2ℓ의 주전자에 티백 한 개와 물을 붓고 달여 끓기 시작하면 7~8분 후 불을 끄고 겨울에는 따뜻하게, 여름에는 식혀서 남녀노소 누구나 마실 수 있는 식수대용으로 한다.

연차에 들어가는 12가지 재료는 비타민과 무기질이 풍부해서 우리 몸의 여러 가지 활동이 원활하도록 도와주는 보조효소 역할을 한다.

녹차에 다른 재료를 혼합한 차

기국차(杞菊茶)

들국화 말린 것, 구기자, 녹차, 참깨를 갈아서 체에 치고 마실 때는 끓는 물에 타서 마신다.

구기차(枸杞茶)

구기자를 밀가루와 반죽하여 떡 모양으로 만들어 가루를 낸 다음 차와 섞고 참기름을 넣어 끓는 물에 개어 걸쭉하게 한 것에 소금을 약간 쳐서 끓여서 마신다.

귤강차(橘薑茶)

귤홍(귤껍질 안쪽에 있는 흰 부분을 긁어 낸 껍질. 이 부분에 플라보노이드가 많다), 생강과 작설차(녹차)를 한데 달여 거른 후 꿀을 타서 마신다. 담(痰)을 없애는 효능이 있다고 한다.

  차에 백색 연꽃을 착향한 것을 백련향차라고 한다. 이전의 제조
법은 연꽃의 꽃봉오리를 헤쳐 열고 차 한 웅큼을 꽃술 속에 넣고
삼껍질로 묶은 채 하룻밤 두었다가 다음날 차를 끄집어내어 종이
에 싸서 건조시킨 후 다시 다른 꽃술에 넣기를 여러 차례 반복하
여 불에 말리는 것이다. 이 차를 달이면 매우 좋은 향기가 난다고
한다.

  간편한 제조법은 성숙한 백련꽃 한 송이에 대하여 덖음 녹차
100g의 비율로 냉장 밀폐된 용기에 넣고 10일간 연꽃 특유의 향
기를 흡착시킨 후 200℃에서 40분간 덖음 처리하여 연꽃향이 스

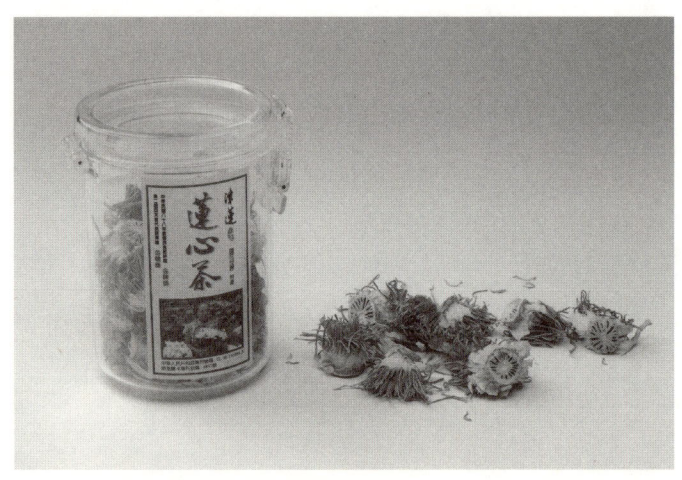

중국산 연심차

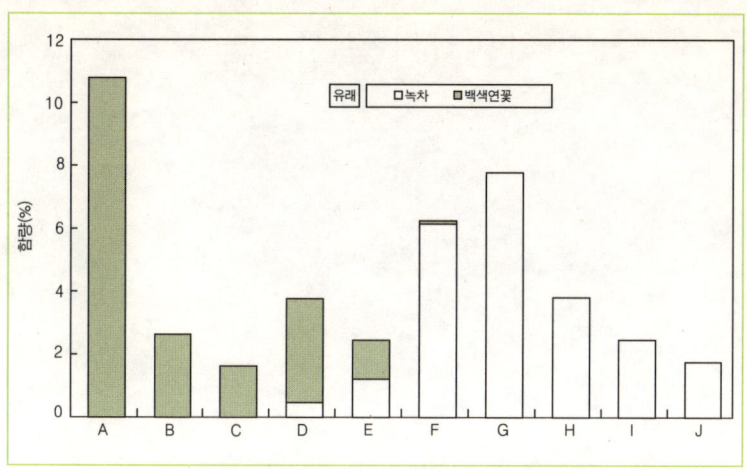

백련향차에 포함된 중요한 향기성분이 녹차와 연꽃에서 유래한 비율
A: 1,4-디메톡시벤젠 B: 4-테르피네올 C: 감마-오데스몰 D: 시스-재스몬
E: 알파-테르피네올 F: 리나롤 G: 제라니올 H: 네롤리돌 I: 벤질알콜 J:델타-카디넨

며든 녹차를 얻는다. 백련향차의 향기성분을 필자의 실험실에서
분석한 결과 그림에서처럼 녹차의 좋은 향과 연꽃향이 잘 조화
된 성분들로 구성되어 있었다. 연꽃은 강장, 지혈, 야뇨증, 부인
병에 약효가 있다. 한방에서는 어혈을 풀어 주고 각종 출혈증의
치료에 효과가 있으며 어지럼증을 치료한다고 되어 있다.

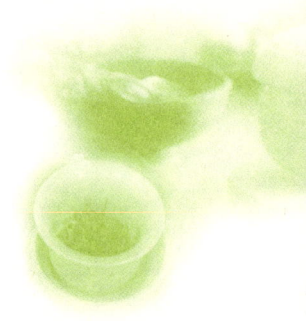

2장 전통차의 약효와 일본차, 중국차

한방에서 본 전통차 재료의 약미와 약성

식품영양학에서 식품을 논할 때는 식품의 성분을 가지고 이야기한다. 즉 식품의 칼로리를 비롯해서 3대 영양소를 포함한 일반성분을 먼저 알고 특수성분인 색깔, 향기성분, 맛성분에 대해서

한방에서 본 전통차 재료의 약미(藥味)와 약성(藥性)표

재 료	약 미	약 성
갈근(칡)	단맛	평
당귀	단맛, 매운맛, 쓴맛	
매실	신맛	평
인삼	단맛	평

재 료	약 미	약 성
구기자	단맛	평
대추	단맛	평, 온
산사자	신맛, 단맛	미온(평)
옥수수	단맛	평
국화	단맛, 쓴맛	평(미한)
둥굴레	단맛	평
삼백초	쓴맛, 매운맛	한
영지	자색: 단맛, 적색: 쓴맛	평
질경이	단맛	한
계피	매운맛, 단맛	온
두충	단맛	온
생강	매운맛	(생)미온, (건)온
오가피	매운맛, 쓴맛	온
차조기	매운맛	온
결명자	쓴맛, 단맛	미온
대추	단맛	평, 온
모과	신맛	온
귤피	쓴맛, 매운맛	온
산사자	신맛, 단맛	미온(평)
석류, 석류피	신맛, 떫은맛	온
오미자	신맛	온
포도	단맛, 신맛	미온
호두	단맛	온
복분자	단맛, 신맛	미온
산수유	신맛. 담백함	미온
쑥	쓴맛	미온
황기	단맛	온
천궁	매운맛	온

출처 : 박종희, 『한약백과도감』

※ 약미(藥味) : 약의 맛. ※ 약성(藥性) : 약재의 성질
※ 한(寒): 차가운 성질, 온(溫): 더운 성질, 평(平): 한열(寒熱)의 성질이 불분명한 성질

알아야 하지만 한방에서 식품의 효능을 논할 때 중요시하는 것은 식품의 네 가지 성질이다. 즉 한(寒), 량(凉), 온(溫), 열(熱)이 그것이다. 식품의 성(性)은 식품이 인체에 작용하여 발생하는 반응에서 나온 것이다.

한방에서 어떤 식품을 식용할 때의 효과는 체질 또는 질병에 따라 도움을 주기도 하고 해를 끼치기도 한다고 한다. 그러나 영양학적인 입장에서는 어느 정도 체질을 바꾸는 한이 있더라도 편중된 식생활을 하는 것은 바람직하지 않다고 생각하는 경향이 많다.

본래 식품의 성미는 약물의 그것에 비해 지나치게 차거나 뜨거운 성질은 드물고 또한 일부 식품의 성미는 차고 더운 성질이 불분명한 평성(平性)이 많다고 한다.

전통차를 만드는 재료는 식품에 속하는 것도 있고 약물에 속하는 것도 있지만 앞의 표에서 보는 것처럼 온이나 평이 많다. 한편 맛에 있어서는 식품영양학에서 맛의 사원미(四原味)는 단맛, 짠맛, 신맛, 쓴맛이고 한 가지를 추가하면 감칠맛이 되고 또 한 가지를 추가하면 매운맛이 되지만, 한방에서는 식품도 약물과 마찬가지로 단맛, 짠맛, 신맛, 쓴맛, 매운맛을 오미(五味)라고 한다.

한방에서 오미는 각각 오장에 연결된다고 한다. 즉 단맛은 비(脾), 짠맛은 신(腎), 신맛은 간(肝), 쓴맛은 심(心), 매운맛은 폐(肺)에 작용한다고 한다.

, 연령, 성, 계절에 따른 대용차의 선택

증상에 따라

| 고혈압 |

혈압이란 혈관 내의 혈액의 압력을 의미하며 심장이 수축할 때를 최대, 심장이 확장될 때를 최소혈압이라고 한다. 140/90 mmHg(최대/최소)의 수치일 때 정상이라고 하고 160/95mmHg 이상일 때 고혈압이라고 한다.

유전적 요인이 큰 본태성 고혈압이 많고 그밖에 다른 질병 때문에 생긴 합병증, 잘못된 식사습관과 스트레스도 요인이 된다. 고혈압에 좋은 차에는 감잎차, 신선초차, 다시마차, 구기자차, 솔잎차, 영지버섯차가 있다.

| 동맥경화 |

동맥경화란 동맥벽의 일부가 비후(肥厚)하거나 딱딱해져 탄력성을 잃거나 내경이 좁아지거나 출혈하거나 혈전을 생성하거나 하는 만성적인 혈관병이다. 고혈압과 관계가 긴밀하다.

내부의 원인은 고지혈증(포화지방산이나 당분을 과식해서 혈중 콜레스테롤이나 중성지방 등이 증가하는 증상)이나 호르몬 이상이고 외부의 원인으로는 담배, 알코올 중독, 바이러스감염 등이 있다.

동맥경화에 좋은 차는 구기자차, 영지버섯차, 표고버섯차가 있다. 표고버섯에는 혈액 중의 콜레스테롤치를 낮추고 혈액순환을 좋게 하는 에리타테닌이라는 성분이 있어 동맥경화나 고혈압을 예방하고 개선시킨다.

가정에서 표고버섯차를 만드려면 생표고를 씻은 다음 양면을 구워 이것을 컵에 담아 2~3분 우려 마신다. 건조된 것은 적당히 잘게 잘라 작은 차주전자 등에 넣고 끓는 물을 부어 7~8분 우려서 마신다.

| 당뇨병 |

당뇨병은 인슐린이라는 호르몬분비의 절대적 부족 또는 인슐린의 생물활성의 저하에 의한 대사이상이나 고혈당을 나타내는 하나의 증후군이 요인이다.

규칙적인 생활을 하고 과식을 피하며 균형 있는 영양섭취를 하는 좋은 식습관을 들이면 예방할 수 있다. 당뇨병에 좋은 차로는 인삼차, 삼백초차, 쑥차, 율무차, 구기자차가 있다.

| 심장병 |

심장병은 그 기능과 요인에 따라 다양하지만 주로 협심증(狹心症), 심근경색(心筋梗塞), 심부전(心不全), 부정맥(不整脈), 판막증(瓣膜症), 심장비대(心臟肥大) 등이 있다.

심장병에 좋은 차는 신선초차, 약모밀(어성초)차, 영지버섯차, 홍화차가 있다. 홍화는 국화과식물이다. 홍화차는 홍화꽃(잇꽃)을 따서 물에 넣어 색소를 제거한 후 건조한 다음 물을 넣고 약한 불로 물의 양이 절반이 될 때까지 달여 체에 걸러 뜨거울 때 마신다.

홍화차는 임산부에게는 금한다. 말린 홍화를 건재상이나 재배하는 곳에서 구입할 수 있지만 냄새가 좋지 않다. 그래서 녹차류와 블랜딩하여 마시면 기호도가 상승한다. 협심증에 좋은 차는 약모밀차이고 심근경색에는 홍화차가 좋다.

호흡기 질환에 좋은 차

| 기관지천식 |

기관지천식이란 공기가 통하는 기관이나 기관지에 이상이 있어 숨쉬기가 힘들고 가래를 동반한 일종의 발작이 반복되는 현상이다. 한밤중이나 새벽에 특히 심하다. 알레르기가 원인이라고 하지만 체질이나 스트레스 등의 심리적인 요인도 작용한다.

기관지천식에 좋은 차는 질경이차(차전자차)와 영지버섯차이다. 질경이는 질경이과의 다년초로 전초를 차전초(車前草)라 하고 씨를 차전자(車前子)라 한다. 전국 산야의 습지에서 흔히 자란다.

중요한 성분으로 아쿠빈(배당체), 이당류, 점액질인 플랜타기닌(plantaginin), 플랜테놀릭 산(plantenolic acid)이 있다. 임상적으로 차전초에 함유된 플랜타기닌에는 진해효과가 있고 어린 아이의 해소에 효과가 좋다고 한다.

차전자는 수분의 배설을 증가시키고 뇨 중의 요소, 요산 등의 배설을 증가시킨다. 차전자와 차전초 모두 혈뇨, 급성 요도염, 방광염, 소염, 이뇨 등에 응용하며 진해, 거담약으로 사용된다.

씨를 포함한 전초를 수확하고 건조하여 씻어 잘게 잘라 약 5~10g에 물 한 컵을 넣고 물의 양이 절반이 될 때까지 달여 체에 걸러 하루에 세 번 마신다.

| 기관지염 |

기관지염은 기침과 담이 주된 증상이다. 급성기관지염은 감기 때문에 발병하는 경우가 많고, 만성기관지염은 흡연, 대기오염, 기후 등이 관계한다. 기관지염에 좋은 차는 도라지차이다.

도라지는 산과 들에서 자라는 다년초로 사포닌과 이눌린 등이 많으며 뿌리(길경)는 담이나 가래를 제거하는 한약재로 많이 쓰인다. 도라지차는 생뿌리나 건조한 뿌리를 사용하는데 약 5g을 취해 물 2컵을 넣고 달여 나누어 마신다.

| 감기, 해열 |

감기에 좋은 차는 생강차, 귤피차, 매실차이다. 열이 나는 가장 일반적인 원인은 감기 때문이다. 여성은 월경 전에 미열이 약간 있는 경우가 있다. 또 해열에 좋은 차는 국화차와 냉이차이다. 냉이는 겨자과의 2년생 초본으로 주로 봄나물로 이용한다.

냉이는 비타민과 무기질이 풍부하지만 콜린과 아세틸콜린이 있어 신경을 자극하고 생체반응을 정상으로 조절한다.

전초를 건조하여 필요할 때 약 10g 정도를 취해 물을 3컵 정도 넣고 달여 하루 세 번 나누어 마신다.

소화기 질환에 좋은 차

| 설사 |

설사는 대변의 수분함유량이 증가하는 현상으로 장의 내용물

이 비정상적으로 대장을 통과하기 때문에 수분을 흡수할 시간이 없어서 생긴다. 급성과 만성의 경우가 있다. 질병에 의한 것도 있지만 과음·과식이나 식중독 때문에 생기는 경우가 많다. 좋은 차는 차조기차이다.

| 변비 |

2~3일 이상 변이 없거나 배변이 어려운 것을 말한다. 확실한 원인이 있는 것(증후군)과 여행이나 식사의 변화에 따라 일시적 또는 만성적인 변비가 계속되는 일이 있다.

변비에 좋은 차는 율무차, 다시마차, 표고버섯차, 알로에차 그리고 복숭아꽃차이다.

알로에는 다년초 식물로 열대 지방이나 아열대 지방이 원산지이나 우리나라에도 많이 알려져 있다. 과학적인 연구결과는 심혈관계 증상에 효과가 있는 것으로 밝혀졌고, 민간요법으로는 변비, 대장염, 소화관 염증, 고혈압, 갑상선, 당뇨병 등에 효과가 있는 것으로 알려져 있다.

알로에차를 만드는 방법은 알로에 잎을 잘 씻어 통풍이 잘 되는 좋은 그늘에서 건조한 후 적당한 크기로 잘라 차주전자에 1큰술을 넣고 물을 2컵 정도 부어 마신다. 즙을 만들어 마셔도 되는데 먹기 힘들면 꿀을 조금 넣는다.

이 병의 원인은 위의 위치가 아래로 처지는 위하수(胃下垂)와 같은 질병 때문이기도 하지만 대부분 심신의 피로와 스트레스 때문에 많이 생긴다. 좋은 차는 알로에차와 민들레차이다.

민들레는 국화과의 다년초로 뿌리를 한약재로 사용한다. 스테롤, 콜린, 이눌린, 펙틴이 들어 있다.

꽃이 피기 직전의 민들레를 채취하여 잘 씻어 건조한 후 필요할 때 약 10g 정도를 취해 물을 3컵 정도 넣고 물이 절반 정도 될 때까지 달여 체에 걸러 하루 세 번 나누어 마신다.

기타 여러 가지 증상에 좋은 차

| 신장병 |

신장(腎臟)은 혈액을 정화하고 뇨, 노폐물질이나 유독물질을 체외로 배설하는 기능과 염분이나 수분 등의 성분을 조절하고 유지하는 기능을 하는데, 이 기능에 이상이 있는 것이 신장병이다. 신장병에 좋은 차는 옥수수차와 질경이차이다.

| 저혈압 |

최대혈압이 100mmHg 이하일 때를 저혈압이라고 한다. 증상은 피로, 어지럼증, 이명(耳鳴), 식욕부진, 불면, 수족(手足) 냉증 등이고 활동량이 적고 마른 형인 젊은 여성에게 많다. 저혈압에 좋은 차는 산수유차와 음양곽(삼지구엽초)차이다. 음양곽은 다년초로 삼지구엽초의 잎을 말린 것을 한방에서는 음양곽(淫羊藿)이라고 한다.

주성분은 에피메딘으로 이 성분은 성호르몬 분비를 촉진시킨다고 한다. 꽃이 진 후 잎을 수확하여 건조한 후 적당하게 잘라 하루 약 10g 정도 달여서 마신다.

| 빈혈 |

빈혈은 적혈구와 그 안에 포함된 헤모글로빈이 부족해 일어나는 증상으로 얼굴색이 파랗고 나른하며 두통, 어지럼증 등이 생긴다. 빈혈의 원인으로는 철분부족인 경우가 많다. 빈혈에 좋은 차는 당귀차이다.

| 두통, 편두통 |

두통이나 편두통은 감기, 동맥경화, 고혈압, 스트레스 등 질병 때문에 생기는 것과 원인불명(혈관의 확장, 수축에 의한 것으로 주로 한쪽 면만 아프기 때문에 편두통이라고 함)의 두 가지가 있다.

두통이나 편두통에 좋은 차는 국화차이다. 국화의 정유성분인 chrysanthenone 등이 두통에 효과가 있다고 한다.

| 신경통 |

신경통은 당뇨병이나 동맥경화, 감염증 등 여러 가지 질병 때문에 많이 생기고 아픈 증상도 개인차가 있다. 원인을 찾아내 병을 치료하는 일이 우선이지만 안정을 취하고 마사지나 목욕 등으로 통증을 줄여준다. 신경통에 좋은 차는 쑥차이다.

| 피로현상 |

피로란 긴장의 연속 속에 불규칙한 생활과 수면부족이 계속되어 피로가 풀리지 않아 전신이 나른하고 집중력이 떨어지는 현상이다. 피로를 푸는 데 좋은 차는 신선초차와 오가피차이다.

| 숙취 |

체내에 들어간 알코올은 간장에서 분해되지만 알코올이 완전히 분해되지 않고 대사 중에 생긴 아세트알데히드가 체내에 남아 두통이나 구토증세가 오는 것을 숙취(熟醉)라고 한다.

숙취에 좋은 차는 녹차, 감잎차, 칡차, 홍삼(인삼)차, 산사차, 유자차, 꿀차이다.

녹차나 감잎차에 들어 있는 비타민 C 등이 숙취해소 효과를 나타내기도 하지만 주로 녹차나 감잎차에 있는 탄닌성분이 숙취의 원인물질인 아세트알데히드와 결합하여 아세트알데히드의 작용을 억제한다.

숙취를 해소하려면 수분, 당분, 알코올 분해효소가 필요한데, 칡즙은 이 세 가지를 충분히 가지고 있다. 특히 한방에서는 칡꽃인 갈화(葛花)가 더 효과가 있다고 본다.

홍삼(인삼)차는 중화작용이 뛰어나 숙취해소에 효과가 있으며, 알코올 섭취 때문에 생기는 간조직 손상을 방어하는 효능이 있다.

산사차나 유자차는 알코올 대사시 부족하기 쉬운 비타민 C가 풍부하여 주독을 풀어 주고 음주 후 구취 제거에 좋다. 꿀차는 당분을 보충해 주므로 해독에 도움이 된다. 모과차는 술 마신 후 속 쓰릴 때 도움이 된다.

| 알레르기 질환 |

알레르기 반응의 원인세포인 비만세포는 세포 내 과립에 저장되어 있는 화학적 매개물질을 유리(遊離)하는데, 그 중 히스타민(그밖에 세로토닌, 프로스타글란딘 등)이 빠르게 유리되어 즉각형 알레르기 반응이나 염증을 일으켜 알레르기성 천식, 비염, 아토피성 피부염 등의 원인이 된다.

원광대학교 김형민 교수는 전통적인 한의학 이론을 바탕으로 하여 항알레르기, 항염효과가 인정되는 한약을 중심으로 비만세포 매개성 알레르기 반응 조절 약물을 탐색한 결과 효과가 있는 약재를 밝혔는데, 그 중 차로 이용할 수 있는 재료로는 황기와 치커리가 있었다.

알레르기 비염치료에는 증상을 완화시키는 방법과 면역력을 증강시키는 방법이 있는데 영지차와 인삼차는 면역력 증강에 효과가 있다. 따라서 알레르기 질환에 좋은 차는 치커리차, 영지차, 인삼차이다.

| 비만 |

비만의 원인은 유전적인 요인과 후천적인 요인이 있다. 후자의 경우 과음, 과식, 운동부족인 경우가 많다. 수많은 다이어트상품을 개발하고 있으며 다이어트 요법 또한 성행하고 있다.

대용차로 비만해소에 좋은 것은 다시마차, 결명자차, 율무차 등이 있다. 다시마차는 칼로리가 거의 없어 비만을 방지하고 식물섬유에 해당되는 역할을 하는 알긴산이 콜레스테롤치를 낮추고 대소변을 잘 나오게 하므로 체중을 감소시킨다.

결명자차는 콜레스테롤치를 낮추고 대소변을 잘 나오게 하므로 체중을 감소시키며 변비예방에도 좋다.

율무차는 한방에서 근육이 두껍고 살이 많은 태음인 체질의 비만예방에 적합하다고 하지만 시중의 율무차는 율무 자체에 지방이 다소 들어 있고 설탕을 넣기 때문에 껍질을 벗기지 않고 볶은 율무를 끓는 물에 넣고 달인 차에 설탕을 넣지 않고 마셔야 비만에 효과가 있을 것이다.

연령, 성에 따라

| 수험생 |

필자는 녹차에 관한 책을 이미 출판했기 때문에 이곳에서는 녹차에 관한 내용은 거의 언급하지 않았지만 수험생을 위해서는 녹차, 홍삼차, 국화차를 추천하고 싶다.

국화꽃 향이 향기요법(aromatheraphy)이 있어서 기분이 좋아지고 머리가 맑아지며 눈의 피로현상을 감소시켜준다. 한 번에 많이 마시지 말고 녹차 마실 때 녹차에 띄워 마시거나 구기자와 함께 달여 마시면 좋다.

| 여성 |

여성의 월경이상에 좋은 차는 홍화차, 쑥차, 당귀차이다. 홍화씨와 홍화씨에서 채취한 홍화유가 여러 가지 효능이 있다고 하여 건강식품코너에서 판매하고 있지만, 홍화꽃을 건조하여 제조한 홍화차도 월경이상, 갱년기 장애, 냉증 치료 등 여성의 질병에 효과가 있다고 한다.

그러나 홍화는 꽃냄새가 좋지 않아 차로서의 기호도는 떨어지는 편이다. 임산부, 습관적으로 유산을 하는 사람, 출혈증 환자에게는 금한다.

여성의 냉증에는 오가피차와 당귀차가 좋다. 여성의 갱년기 장애에는 결명자차가 좋다.

| 중 · 장년 남성 |

중 · 장년 남성에게는 피로 축적, 당뇨병 등의 성인병이 원인으로 신장, 방광의 기능도 떨어져 성호르몬의 분비나 혈액순환의 부조가 일어난다.

중·장년 남성의 정력증강에 좋은 차는 질경이(차전초)차, 음양곽차, 오가피차이다. 50세 이후에 소변이 잦거나 시원하게 보지 못하는 등 이상이 있는 이유는 전립선 비대증 때문인 경우가 많다. 전립선에 이상이 있을 때 좋은 차는 옥수수 수염차이다.

| 노인 |

노화란 치매를 비롯해 신체의 여러 기능이 급속히 쇠퇴하는 현상이다. 노화를 방지하기 위해서는 성인병과 치매를 예방하는 일이 최우선이다.

노화방지에 좋은 차는 구기자차로 구기자는 구기자나무의 종자, 뿌리, 잎, 줄기 모두 효능이 있다. 구기자는 호르몬분비를 왕성하게 하고 세포의 노화를 억제한다.

계절에 따라

| 봄 |

봄에 마시기 좋은 차에는 감잎차가 있다. 감잎차는 5월에 나는 어린잎으로 만드는데 비타민 C가 많아 미용에도 좋고 탄닌은 부작용이 없는 이뇨제로 사용된다. 감잎차에 매화 꽃잎을 띄우면 운치가 있다.

|여름|

여름에는 날씨가 덥기 때문에 차보다는 역시 찬 음청류를 찾게 되지만 여름에 마시기 좋은 차로는 오미자차와 오가피차가 있다.

오미자차는 첫째, 시원하게 해서 마시므로 갈증을 풀어 주고, 둘째, 자양, 강장작용을 하니까 땀을 많이 흘리고 입맛이 없는 여름을 잘 견디게 하는 좋은 차이다.

인삼을 같이 사용하면 금상첨화이다. 오가피차는 면역기능을 강하게 하고 더위에 견디는 힘을 크게 해준다. 여름에 좋지 않은 차로는 생강차가 있다. 생강차는 열이 많아 더위를 타는 사람에게 더욱 좋지 않다.

|가을|

가을에 마시기 좋은 차에는 국화차가 있다. 서양에서도 허브 중에서 국화과인 캐모마일은 스트레스로 생기는 신경성 소화기 장애, 인플루엔자에 수반된 감기나 두통 등의 민간약으로 흔히 사용되듯이 국화차의 효과도 유사하다.

국화차는 보온에 효과가 있어 찬바람이 부는 가을에 좋으며 황색색소인 카로틴은 비타민 A의 효력이 있으므로 눈의 피로를 푸는 데 좋은 차이다. 녹차에 건조시킨 감국 몇 송이를 넣어 마셔도 좋다.

|겨울|

겨울은 차 마시기 좋은 계절이다. 맛이 있어서 마시는 차, 몸을 따뜻하게 하기 위해 마시는 차, 겨울을 잘 지내기 위해 마시는 차 등 차의 종류도 다양하다.

겨울에 마시면 좋은 차로는 생강차, 모과차, 귤피차, 유자차, 계피차, 오가피차, 두충차가 있다.

생강차는 보온의 효력이 있으므로 몸을 따뜻하게 하고 감기예방에도 좋으며 감기에 걸려서 목이 아플 때도 좋다.

모과차, 귤피차와 유자차는 자연산 비타민 C의 덕택으로 감기를 예방하며, 계피차는 상체 부분에 열을 내므로 추위를 잘 타는 사람에게 좋고, 두통, 감기에도 효과가 있다.

오가피차는 면역기능을 강하게 하고 겨울철에 약해지기 쉬운 관절을 보호하고 추위에 견디는 힘을 준다. 두충차는 겨울철에 약해지기 쉬운 신장을 보강하는 역할을 한다.

우리나라 사람들이 즐기는 전통차 베스트

우리나라 사람들의 녹차, 홍차, 커피류를 제외한 전통차 선호도를 식품영양학과 학생들의 가족 구성원을 대상으로 조사한 결과 유자차, 생강차, 둥굴레차, 율무차, 모과차, 인삼차, 대추차, 쌍화차, 매실차, 오미자차 등의 순으로 좋아하는 것으로 나타났다.

11월에 앙케트 조사를 한 탓인지 남녀, 청·장년에 걸쳐 가장 좋아하는 차로 유자차를 들었다. 시중에 시판되는 유자차도 많아 손쉽게 구입이 가능하고 향미도 남녀노소 누구에게나 부담이 없기 때문인 것 같다.

앙케트 조사가 특정지역에 한정되고 겨울철이라 지역별, 계절별로 약간의 차이가 예상되지만 김태홍 씨의 「한국고유의 다류 음료에 대한 기호도 조사」(상명여사대 논문집, 1978년)라는 문헌에서도 우리나라 사람들이 즐겨 마시는 전통차(수정과, 식혜 제외)는 유자차, 인삼차, 생강차의 순으로 나타났다.

기민정 씨의 전남대 석사논문(1989년)에서도 우리나라 사람들(앙케트 조사자의 절반은 20~30대)이 커피숍에서 가장 많이 마시는 차(녹차, 홍차, 커피류 제외)의 순서는 유자차, 율무차, 생강차, 칡차, 인삼차, 쌍화차의 순서로 나타난 것으로 보아 우리나라 사람들의 유자차에 대한 선호도는 매우 높은 것 같다.

여자대학생은 앙케트에 응한 숫자가 많았지만 남자대학생은 그 숫자가 적어서인지 열거하는 전통차의 종류도 매우 단순하였다. 앙케트 조사에서 선호하는 차로 나온 차에 관한 몇 가지 사례를 열거해보았다.

* 나는 유자차가 좋아요

저희 집에서는 겨울이 되면 유자를 사서 채를 썰어 설탕에 버무려 두었다가 달여 마시거나 아니면 시중에서 판매하는 유자청을 사서 집에서 유자차를 타서 마십니다.

유자차는 남녀노소를 막론하고 누구나 좋아하는 차입니다. 우선 그 향이 매우 좋아 유자를 바구니에 담아 집에 놓아 두어 방향제의 역할을 할 정도입니다. 그리고 맛 또한 향만큼이나 달콤하여 어린아이부터 어른까지 즐겨 마십니다.

유자차는 감기에 좋다고 알려져 있습니다. 그래서 겨울에는 감기가 올 것 같다거나 하면 유자차를 달여 마시고 잠을 자기도 합니다.

(대학생, 정원주)

* 나는 생강차가 좋아요

생강차는 감기가 들었을 때 집에서 자주 마시는 차입니다. 생강차는 생강의 껍질을 벗겨 얇게 저며 물에 넣고 한소끔 끓으면 물을 따라 내고 다시 분량의 물을 부어 푹 달이면 됩니다. 감기 때문에 마실 때는 마늘 한 쪽을 넣고 달여 마십니다. (대학생, 구선영)

* 나는 둥굴레차가 좋아요

우리 가족은 둥굴레차를 좋아합니다. 둥굴레차는 구수한 맛과 향이 일품이고 피부미용, 노화방지, 변비에 효과가 있으며 간기능 장애에도 효능이 있다고 하여 마시는데, 제 어린 아들과 시어머님 모두 보리차 대용으로 마시고 있습니다. 때로는 시력을 증진시키고 혈압을 낮춘다고 하는 결명자차를 섞어 음료같이 늘 마십니다. (20대 주부학생, 구윤희)

* 나는 모과차가 좋아요

저희 집에서는 겨울이 되기 한두 달 전에 어머니께서 모과를 잘게 썰어 설탕이나 꿀에 15일에서 한 달 가량 재워두고 아침저녁으로 한 잔씩 마시는데 감기를 예방하기 위해서입니다. 어렸을 때 심하게 구토를 한 적이 여러 번 있었는데 그때에도 속을 진정시키기 위해 먹기도 하였습니다. (대학생, 노경실)

✽ 나는 인삼차가 좋아요

우리 아버지께서는 집에서나 사무실에서 인삼차를 즐기십니다. 인삼차를 즐기는 이유는 원기회복과 컨디션을 좋게 하기 위해서랍니다. (대학생, 김혜진)

✽ 나는 율무차가 좋아요

제대로 된 형태의 차는 아니지만 자판기의 율무차를 자주 마시는 편입니다. 식간에 배가 고플 때 특히 좋고 자판기 앞에 섰을 때 커피는 부담스럽고 무엇을 마실까 망설일 때 역시 율무차를 택합니다. (대학생, 어성주)

✽ 나는 쌍화차가 좋아요

아버지께서는 집밖(사무실, 커피숍)에서 쌍화차를 즐겨 드신다고 합니다. 특별한 이유는 없으나 피곤하실 때 마시면 몸도 좀 가벼워지는 것 같아 좋고 어떤 곳에서는 달걀도 얹어주어 마시고 나면 든든하고 어쩐지 힘이 나는 듯한 느낌이 드시는 것 같다고 하십니다. (대학생, 박은주)

＊ 나는 매실차가 좋아요

아버지께서는 약주를 좋아하시기 때문에 아침에 매실차를 자주 드십니다. 그리고 배탈이 났을 때 약보다는 매실차를 한 잔 마십니다. 매실차는 매실농축액을 사용하는데 너무 진하게 타 마시면 특유의 단맛이 강하여 목이 따가울 염려가 있으므로 적당량의 물을 넣어 잘 저어 마십니다. (대학생, 윤영란)

＊ 나는 오미자차가 좋아요

고운 빛깔에 혹해서 마시면 또한 그 오묘한 맛에 놀랍니다. 시각과 미각을 겸비한 은은한 동양의 맛이라고나 할까요. 여름철에 차게 해서 꿀을 넣어 마시면 피로를 푸는 데도 좋고 기분까지 상쾌해집니다. (대형슈퍼 영양사, 박경자)

전통차(녹차류 제외)에 대한 선호도 조사

가장 좋아하는 차

여자대학생 (70명)	남자대학생 (24명)	엄마 (43명)	아빠 (46명)
1위 : 유자차(30)	1위 : 유자차(12)	1위 : 유자차(19)	1위 : 유자차(13)
2위 : 율무차, 둥굴레차	2위 : 둥굴레차	2위 : 생강차(6)	2위 : 생강차(7)
3위 : 대추차, 모과차	3위 : 보리차	3위 : 인삼차, 쌍화차	3위 : 대추차, 인삼차, 매실차, 둥굴레차, 모과차
4위 : 생강차, 오미자차		4위 : 둥굴레차	4위 : 쌍화차, 칡차, 홍삼차, 보리차
5위 : 계피차, 매실차		5위 : 매실차, 대추차, 꿀차, 결명자차, 감잎차, 보리차	

가장 싫어하는 차

여자대학생 (56명)	남자대학생 (16명)	엄마 (17명)	아빠 (22명)
1위 : 생강차(25)	1위 : 쌍화차(6)	1위 : 생강차(5)	1위 : 유자차(3)
2위 : 쌍화차(11)	2위 : 생강차(4)	2위 : 칡차, 결명자차(3)	2위 : 결명자차, 둥굴레차
3위 : 대추차	3위 : 모과차, 대추차	3위 : 율무차	3위 : 율무차, 쌍화차, 인삼차, 계피차
4위 : 오미자차, 칡차, 결명자차, 계피차, 국화차		4위 : 쌍화차	
5위 : 홍삼차, 인삼차			

가정에서 마시는 차			
여자대학생 (40명)	남자대학생 (18명)	엄마 (31명)	아빠 (33명)
1위 : 유자차(23)	1위 : 유자차, 생강차(6)	1위 : 유자차(9)	1위 : 유자차(10)
2위 : 매실차, 대추차	2위 : 결명자차, 율무차	2위 : 생강차(8)	2위 : 인삼차(6)
3위 : 둥굴레차, 생강차, 결명자차	3위 : 보리차	3위 : 인삼차, 둥굴레차, 보리차	3위 : 대추차, 매실차, 둥굴레차
4위 : 꿀차, 모과차		4위 : 율무차, 매실차, 동규자차, 칡차	4위 : 구기자차, 오미자차

집밖(사무실, 커피숍)에서 마시는 차			
여자대학생 (53명)	남자대학생 (14명)	엄마 (40명)	아빠 (38명)
1위 : 유자차(18)	1위 : 유자차(8)	1위 : 유자차(12)	1위 : 쌍화차(9), 유자차(9)
2위 : 율무차(10)	2위 : 둥굴레차, 율무차	2위 : 생강차(6)	2위 : 대추차(8)
3위 : 생강차		3위 : 율무차	3위 : 인삼차, 율무차
4위 : 대추차		4위 : 대추차, 쌍화차	4위 : 칡차, 모과차, 꿀차
5위 : 쌍화차, 계피차, 오미자차		5위 : 인삼차, 모과차	
		6위 : 꿀차, 오미자차, 동규자차	

일본과 중국의 건강 대용차

일본과 중국에는 차나무(Camellia sinensis)의 어린잎으로 만든 녹차, 우롱차, 홍차가 우리나라보다 더 대중화되어 있지만 여러 가지 종류의 약차도 건강차로 이용되고 있다.

이들 약차는 우리나라에서 근대에 건강차로 이용하고 있는 것과 일치하는 것도 있고 그들 고유의 것도 있다. 각종 효능에 있어서도 우리나라에서처럼 민간요법 차원에서 이용하는 것이 많은 것 같다.

일본의 건강 대용차

| 여성을 아름답고 건강하게 하는 차 |

· **율무차** : 신진대사를 좋게 하고 변비, 부종, 기미에 효과가 있다.
· **동백꽃차** : 자양강장, 변통에 좋다.
· **사프란차** : 부인병, 감기, 천식, 타박상에 효과가 있다.

| 몸의 상태를 조절하는 차 |

· **쑥차** : 건위, 빈혈, 냉증, 신경통, 류머티스, 심장 · 강장작용을
한다.

· **당근차** : 빈혈, 저혈압, 냉증, 감기, 위장병, 당뇨병예방이나 병
후회복에 효과가 있다.

· **국화차** : 해열, 해독, 두통, 피로풀기나 자양강장에 효과가 있다.

· **비파차** : 이뇨, 기침방지, 피로풀기나 식욕증진에 효과가 있다.

· **구기자차** : 자양강장, 각종 장기의 강화에 효과가 있다.

· **오가피차** : 강장, 피로를 푸는 데 효과가 있다.

· **생강차** : 뜨거운 번차(番茶)에 강판에 간 생강을 넣은 차로 간장
(肝臟)의 움직임을 좋게 하고 이뇨, 발한작용이 있으므로 부종
을 없앤다. 위장병과 숙취에 좋다.

번차(番茶)란 녹차잎이 뻣뻣해지기 시작할 때(수확시기가
늦은 3번차가 많다) 따서 만든 것으로 녹차 제조 중에 선별되
는 것도 있다. 유념과 조유를 거쳐 평평한 형을 하고 있다. 값
이 싸서 부담없이 마실 수 있다.

· **버터차** : 뜨거운 번차(番茶)에 버터를 넣은 차. 몸을 따뜻하게
하고 피로를 푸는 데 효과가 있다.

해독, 해열, 진정, 진통과 관계되는 차

· **감초차** : 위경련, 노이로제에 효과가 있고 통증을 약하게 한다.
· **벚꽃차** : 식중독의 해독작용을 한다.
· **감(甘)차** : 일본원산의 낙엽소관목의 잎으로 만든 차로 필로듈신이라는 단맛 성분이 0.5~0.9% 들어 있고 감미도는 설탕의 200~300배이다. 방광염, 설탕 대용차로 사용한다.

건위, 정장, 변비, 이뇨에 관계되는 차

· **결명자차** : 강장, 건위, 정장, 완화, 이뇨작용이 있다.
· **산사차** : 건위, 이뇨, 소화불량, 설사방지에 효과가 있다.
· **어성초차** : 해독, 완화, 이뇨, 세균성 설사에 효과가 있다.
· **이질풀차** : 설사방지, 건위, 정장, 위경련에 효과가 있다.

중국의 건강 대용차

중국의 약초차의 종류는 방대하지만 의약서에 나와 있는 약용차를 중심으로 몇 가지 살펴보면 다음과 같다.

| 북위시대(2~3세기) |

　전차(磚茶)나 단차(團茶)를 분쇄하여 마늘, 생강, 밀감을 첨가
하여 달인 액은 숙취를 제거하고 잠을 깨게 한다. 증제차를 만들
어 절구에 넣어 출하와 보존에 편리하도록 떡처럼 찧어 만든 것
을 긴압차(緊壓茶)라고 하는데 모양에 따라 이름을 달리한다.

　모나게 만든 것은 전차(磚茶)라고 하며 둥근 모양은 단차(團
茶)라고 하고, 떡모양으로 만든 것은 병차(餠茶), 엽전처럼 만들
어 꿰어 사용한 것은 전차(錢茶)라고도 하였다. 역사상 매우 오래
된 차이며 우리나라에서도 삼국시대부터 있었다.

| 당대(7세기) |

　당대의 육우는 『다경』에서 치질을 치료하기 위해서 햇차에 지
네를 분쇄하여 넣고 감초를 넣어 달인 액으로 환부를 씻으면 좋
다고 했고, 부인병에 차와 마늘분말을 환약으로 하여 복용하면
산후의 변비에 효과가 있다고 했다. 또 차에 식초를 섞어서 따뜻
하게 하여 마시면 설사를 멈추게 한다고 하였다.

송나라

송대에는 두통에 좋은 처방으로 햇차에 천궁, 천마, 묵은 술을 가해 달여서 복용하면 좋다고 하였다.

명나라

명대의 이시진은 그의 유명한 저서 『본초강목』에서 몇 가지 약용차를 언급하였다.

① 차에 산수유, 마늘, 생강을 첨가해 달여 마시면 장(腸)을 이롭게 하고 머리와 눈을 맑게 하며 중풍, 일사병, 침을 많이 흘리는 병에 효과가 있다.

② 햇차와 명반을 섞어 분말로 한 것은 식중독에 효과가 있다.

③ 『의방집논(醫方集論)』에는 햇차에 천궁, 소엽, 호두를 첨가하여 달이고 설탕과 생강을 가해 마시면 식욕부진에 효과가 있다고 하였다.

청나라

청대에는 차씨와 백합뿌리를 반반 섞어 분말로 하고 이것에 꿀을 넣고 환약으로 하여 복용하면 천식에 효과가 있다고 하였다.

서양의 전통차—허브차

2

1장 세계적으로 유명한 허브차

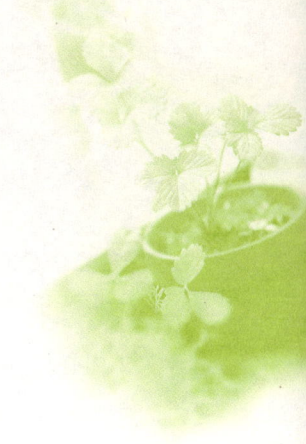

허브란

    동서양을 막론하고 인류는 오래전부터 여러 가지 식물을 식품으로 사용해 왔으며 그 약용 효과를 경험적으로 체득하여 각종 질병치료제로도 사용해 왔다. 근대에 이르러서는 기기분석기가 발달해 각종 허브류의 성분과 효능 등이 속속 밝혀지고 있다. 허브(Herb)는 허바(Herba : 초록색 풀)라는 라틴어에서 유래하며 품종은 수없이 많다. 현대에서는 잎, 꽃, 열매, 뿌리, 줄기 등을 건강이나 미용을 위해 이용할 수 있고 의약품이나 화장품에 쓰거나 식용할 수 있으며, 식품재료와 각종 향료로 이용할 수 있는 인간에게 유용한 모든 초본식물을 말한다.

허브차의 종류

잎을 이용한 허브차

| 레몬그라스(Lemon grass, 학명 : *Cymbopogon citratus*) |

특징 ◎ 인도, 아시아, 아프리카, 중남미의 열대지역에 분포하며 억새를 닮은 포아풀과의 다년초로 잎을 비비면 레몬향이 나서 그 이름의 유래가 되었다. 과테말라, 브라질 등에서 시트랄 향료 채취를 목적으로 재배한다. 카레요리에 향을 부가하기 위해 사용하기도 한다.

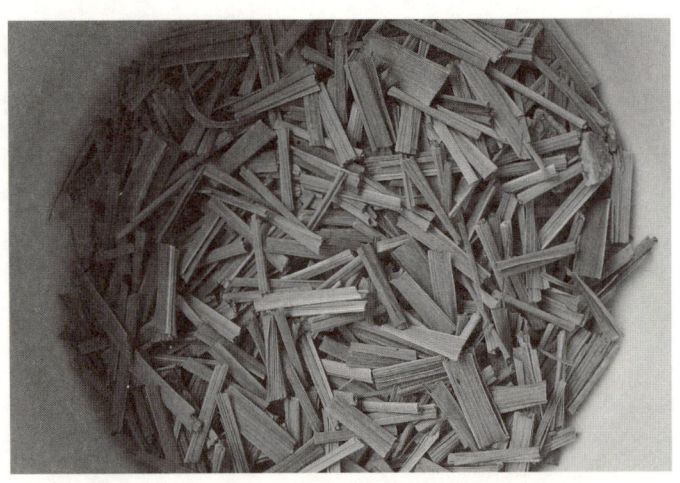

● ----- **레몬그라스** – 잎을 비비면 레몬향이 나서 그 이름이 유래되었다.

유효성분 ◐ 정유성분으로 시트랄(정유의 70%가 들어 있고 레몬향이 난다), 시트로네랄, 제라니올, 리나롤이 있다. 이 성분들은 과일이나 꽃, 녹차 등에도 들어 있다.

효능 ◐ 레몬그라스 100g 중 1g 들어 있는 향기성분인 시트랄은 항균활성과 항암활성을 가지고 있다. 소화기계와 중추신경계의 기능을 조절하고 빈혈에도 효과가 있다.

이럴 때 마십니다 ◐ 심신의 피로에 의한 식욕부진과 소화불량에 좋다. 차게 해서 마셔도 좋다.

| 레몬버베나(Lemon Verbena, 학명 : *Aloysia triphylla BRITT*) |

특징 ◐ 남미, 칠레가 원산지이며 상쾌한 레몬향이 있는 낙엽성 관목이다. 버베나는 제단을 장식하는 풀이라는 뜻이다. 추출시간을 짧게 하는 것이 좋다.

유효성분 ◐ 정유성분으로 시트랄, 시트로네랄, 제라니올, 리나롤, 네롤이 있다. 정유성분은 레몬그라스와 같은 성분이 많고 네롤은 장미꽃향이 나는 제라니올과 입체구조만 다른 이성체이다.

효능 ◐ 신경의 긴장, 우울증과 불면, 이뇨, 소화불량에 좋다.

이럴 때 마십니다 ◐ 프랑스와 스페인에서 매우 인기 있는 허브로 저녁식사 후부터 취침 전에 마시면 좋다. 스페인에서는 민트와 섞

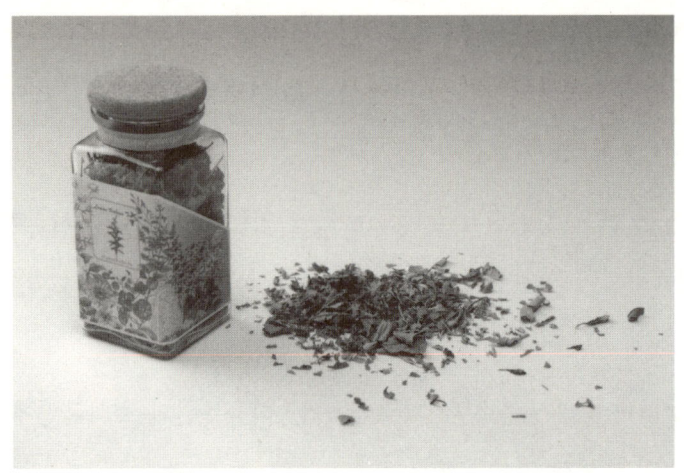

● ········· **레몬버베나** – 상쾌한 레몬향이 있는 낙엽성 관목

어 따뜻하게 마시거나 차게 마시는 대중적인 차이다.

| **로즈마리**(Rosemary, 학명 : *Rosmarinus officinalis L.*) |

특징 ○ 지중해 연안이 원산지이며 꿀풀과의 다년생 상록 저목으로 고대 이스라엘, 그리스, 로마 등에서 종교의식에 사용된 약초로 그 이후로도 다양한 행사에 사용되어 왔다. 학명은 라틴어로 '바다 이슬' 이라는 어원을 가지고 있다.

유효성분 ○ 정유성분으로 피넨, 시네올, 캄파, 보르네올이 있다. 정유성분 중 시네올은 유카리향이나 장뇌향으로 알려져 있고 살균 방취제로 사용될 수 있다. 그밖에 플라보노이드가 있다.

효능 ◎ 중추신경계 기능 항진, 혈액순환촉진과 혈관벽 강화, 장(腸)의 기능 항진, 항산화작용(노화방지)에 효과가 있다.

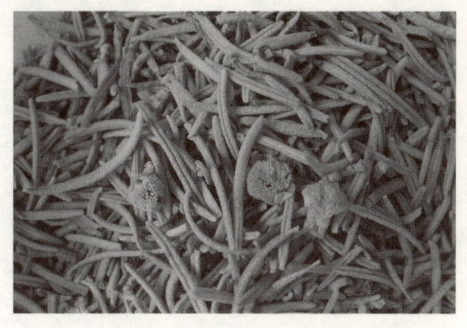

● ········· **로즈마리** - 두통, 소화불량에 효과

이럴 때 마십니다 ◎ 기억력이나 집중력이 떨어질 때, 두통이 날 때, 피로를 푸는 데 좋고 소화불량일 때는 1일 3잔 마시면 좋다.

| 세이지(Sage, 학명 : *Salvia officinalis L.*) |

특징 ◎ 지중해 연안과 유럽 남부가 원산지이며 꿀풀과의 초목이다. 학명으로 사용하는 살비아는 라틴어의 '건강하다' '치료하다'에서 유래되었으며 로마시대부터 사용한 약초이다. 육류나 소스 등의 각종 요리에 사용하는 향기 있는 식물이다.

유효성분 ◎ 정유성분으로 시네올, 캄파, 보르네올이 있다. 그밖에 플라보노이드와 결합형 탄닌이 있다.

효능 ◎ 항균, 수렴작용과 내분비계(호르몬분비)를 조절한다.

이럴 때 마십니다 ◎ 살균작용이 있는 정유성분에 의해 인후염, 구내염 등 구강점막의 염증, 잇몸출혈과 구취방지에 효과가 있고 갱년기 우울증에도 효과가 있다. 감기증상과 소화불량일 때 1일 3잔 마시면 좋다. 발한(發汗)을 감소시킨다.

※ 주의 : 효력이 강하므로 임산부는 사용을 억제하고 일반인도 연속하여 사용하는 것은 피한다.

유카리(Eucaly, 학명 : *Eucalyptus globulus L.*)

특징 ◐ 오스트레일리아와 다즈마니아가 원산지로 세계에서 가장 키가 큰 나무라고도 하며 품종이 300여 종이나 된다. 코알라가 즐겨 먹는 품종도 있으며 품종에 따라서는 식용이 불가능한 것이 많다. 기호차로서보다 약용차로 마신다.

유효성분 ◐ 정유성분은 시네올이 대표적이다. 시네올은 유카리향이라고도 하고 영어로는 eucalyptol이라고 한다. 그밖에 플라보노이드가 있다.

효능 ◐ 거담, 항균효과가 있다.

이럴 때 마십니다 ◐ 화분증, 인플루엔자 등에 의한 비염에 좋다. 소화기계 질환에는 캐모마일과 블렌드해서 마시면 좋다.

| 타임(Thyme, 학명 : *Thymus vulgaris L.*) |

특징 ◐ 지중해 연안과 유럽이 원산지이며 품종이 다양하다. 학명의 어원은 '소독한다' 에서 유래되었다. 다른 이름으로 사향초라고 하며 살균력이 있는 정유를 함유하고 있어 햄, 소시지 등에 사용하거나 여러 가지 서양요리의 향신료로 사용한다.

유효성분 ◐ 정유성분으로 티몰, 리나롤, 카르바크롤과 시멘이 있다. 그밖에 플라보노이드, 사포닌, 탄닌이 있다.

효능 ◐ 항균, 거담에 효과가 있으며 소화촉진 효과도 있다.

이럴 때 마십니다 ◐ 피로를 풀거나 감기, 기관지염, 인후염, 구토증에 좋다. 감기, 인플루엔자에 1일 3잔 마시면 좋다.

| 페파민트(Peppermint, 학명 : *Mentha*) |

특징 ◐ 세계 각지에서 생산되며 페파민트는 서양박하 중에서 가장 역사가 깊으며 수요도 많다. 민트는 고대 이집트나 로마인들도 매우 좋아한 향료식물이다. 학명인 Mentha는 로마신화에 나오는 여성의 이름이다. 스페아민트(spear mint)는 동양박하나 페파민트와는 다른 달콤하고 상쾌한 향미가 있다.

유효성분 ◐ 정유성분으로 상쾌한 향기와 청량감이 있는 멘톨, 멘

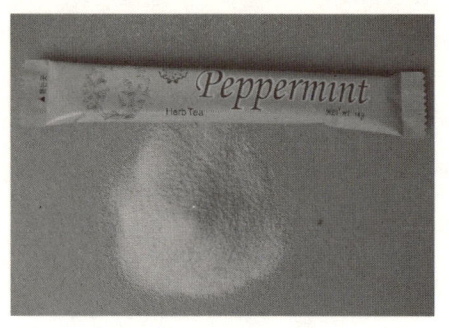

톤, 멘톨에스테르가 있다. 그밖에 플라보노이드가 있다. 스피아민트에는 페파민트 특유의 향인 멘톨은 없고 리모넨 등은 상쾌한 향을 낸다.

페파민트 - 대표적인 서양박하

효능 ○ 위장의 기능조절, 중추신경계의 기능 항진효과가 있다.

이럴 때 마십니다 ○ 처음 허브차를 시작하는 사람에게 적합하다. 소화불량, 과식, 식욕부진, 심신의 피로, 주의력 부족, 편두, 입덧에 효과가 있다.

꽃을 이용한 허브차

라벤더(Lavender, 학명 : *Lavandula L.*)

특징 ○ 지중해 연안, 인도, 프랑스남부가 원산지이며 자라면 관목같이 되는 다년초이다. 종류가 다양하며 꽃은 보라색이고 식물 전체에 정유성분이 있어 향기가 난다.

유효성분 ○ 정유성분으로 초산리나릴, 리나롤이 있다. 그밖에 플

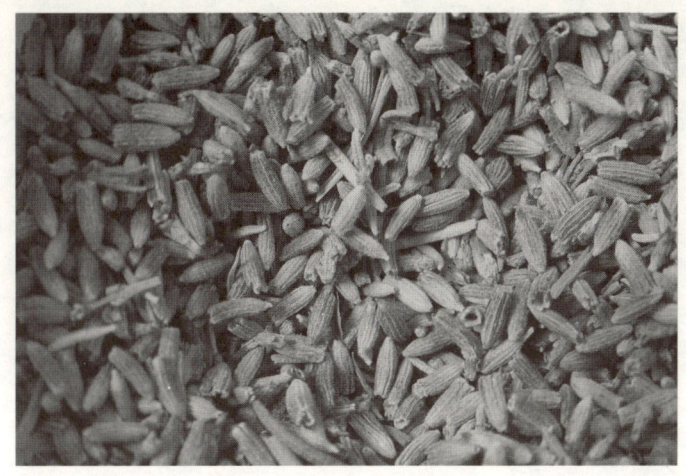

● ·····················라벤더 – 소염, 피부 보호에 효과

라보노이드와 탄닌이 있다.

효능 ◐ 진정작용이 있고 진통을 약하게 한다.

이럴 때 마십니다 ◐ 심신의 긴장에 의한 불면증, 신경성 편두통, 스트레스성 고혈압에 좋다.

│ 마리골드(Marigold, 학명 : *Calendula officinalis*) │

특징 ◐ 유럽 남부가 원산지인 황색 국화과 식물이다.

유효성분 ◐ 황색색소인 카로티노이드와 플라보노이드, 스테롤, 사포닌, 점액질, 쓴맛 성분 등이 있다.

효능 ○ 소염, 피부나 점막 보호에 효과가 있다.

이럴 때 마십니다 ○ 위염 등의 소화기계 질환, 월경전 증후군(생리통 완화나 생리를 순조롭게 함)에 효과가 있다.

| 오렌지꽃(학명 : *Citrus aurantium*) |

특징 ○ 밀감과에 속하며 추출한 정유를 네로리유라고 한다.

유효성분 ○ 정유로는 리나롤, 초산리나릴, 네롤리돌, 제라니올이 있다. 그밖에 플라보노이드와 쓴맛 성분이 있다.

효능 ○ 진정, 완화작용이 있다.

이럴 때 마십니다 ○ 신경긴장에 의한 불면증, 정신불안과 그것에 수반된 우울증에 좋다.

| 장미(학명 : *Rosa spp*) |

특징 ○ 유럽과 아시아가 원산지이며 품종은 매우 다양하다. 중세 유럽에서는 장미잎을 다른 향료식물과 마찬가지로 집 안의 공기를 정화시키는 데도 사용하였는데 이는 향료의 강한 살균력 때문이라 생각한다.

장미(Rose)는 꽃의 여왕이라거나 비너스의 상징으로 극찬을 받는 꽃이며 그 향기요법은 여성 신체의 리듬을 정리해 주는 역할을 한다. 마음이 우울하거나 가라앉아 있을 때 사용하면 효과가 있다.

유효성분 ◐ 정유로는 페닐에틸알코올, 제라니올, 시트로네롤, 리나롤 등이 있다. 그밖에 유기산, 탄닌이 있다.

효능 ◐ 진정, 완화, 수렴작용이 있다.

이럴 때 마십니다 ◐ 신경과민, 정신불안, 정서불안과 그것에 수반된 우울증에 좋다.

※ 주의 : 임신 중에는 사용하지 않는 것이 좋다.

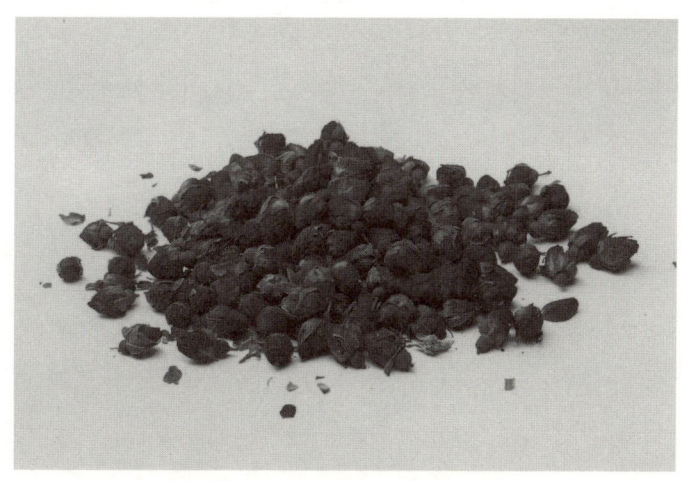

● ·············· **장미(중국산)** – 신경과민, 정서불안에 효과

| 저먼 캐모마일(학명 : *Matricaria chamomilla L.*) |

특징 ◑ 유럽, 북아프리카, 북아시아가 원산지이며 국화과이지만 저먼 캐모마일은 1년초이고 로만 캐모마일은 다년초이다. 품종에 따라 황색과 흰색이 있다.

캐모마일의 어원은 그 꽃이 사과와 같은 향을 낸다고 하여 그리스어의 '작은 사과'에서 유래하였다고 한다.

유효성분 ◑ 플라보노이드, 길초산, 청산배당체, 살리신산 유도체, 콜린, 탄닌이 들어 있다.

효능 ◑ 유럽의 허브요법을 대표하는 식물로 어린이부터 노인까지 안심하고 사용할 수 있다. 복통, 설사, 감기의 내복약(內服藥)이

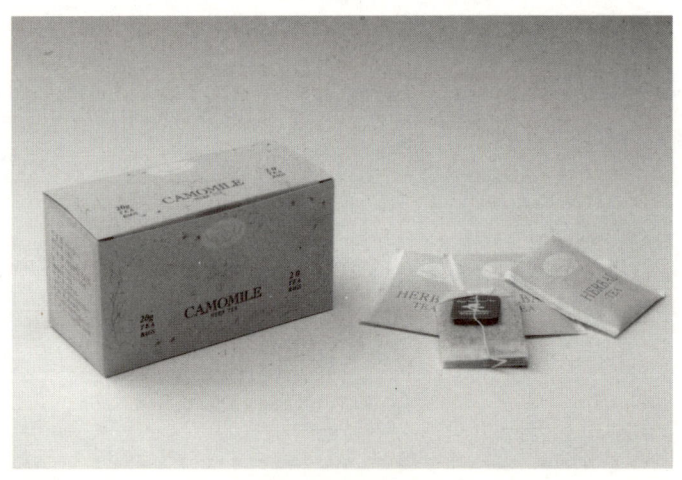

● ················· 저먼 캐모마일 티백

128

나 염증, 습진 등의 피부외상(外傷)에도 사용한다. 7세 미만의 어린이는 외상에 정유를 직접 사용하지 않고 캐모마일차의 추출액을 환부에 바르는 것이 좋다고 한다. 소염, 진정, 진통, 보온에 효과가 있다.

이럴때 마십니다 ◐ 스트레스에 의한 신경성 소화기 장애, 월경전 증후군, 불면, 감기, 인플루엔자에 수반된 감기나 두통에 좋다.

　캐모마일을 건조한 허브티는 독일 등 유럽에서 감기 등의 민간약으로 흔히 사용한다. 우리나라에서도 허브의 종류 중에 흔한 것이다.

| 재스민(학명 : *Jasminum officinale var grandiflorum*) |

특징 ◐ 인도, 히말라야가 원산지이며 상록 관목이다. 재스민은 꽃향을 흡착시키는 차에 가장 많이 사용되는 허브이다. 재스민차는 동양의 이미지를 나타내는 고귀한 향이 특징이나 익숙하지 않은 사람에게는 그 향이 너무 강해 거부감을 주기도 한다.

유효성분 ◐ 정유로는 초산벤질, 리나롤, 초산리나릴, 재스몬 등이 있고 달콤한 향을 낸다.

효능 ◐ 불안할 때 기분을 고조시키고, 내분비계 조절작용을 한다.

이럴때 마십니다 ◐ 여성의 생리가 불순하거나, 산후 고통완화를 위해

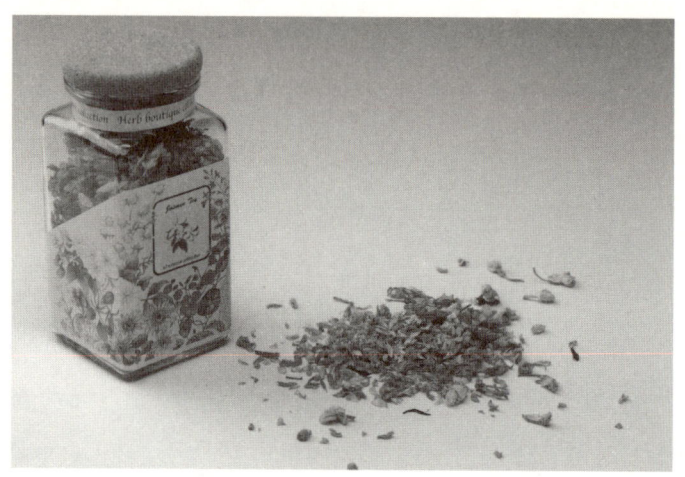

● ········· **재스민** – 꽃향을 흡착시키는 차에 가장 많이 사용되는 차

좋다. 우롱차에 첨가한 중국의 재스민차는 세계적으로 유명하다.

히비스커스(학명 : *Hibiscus sabdariffa*)

특징 ◎ 오키나와 등 열대아시아나 서아프리카가 원산지인 1년초이며 영명으로 로젤이라고도 한다. 이름의 어원은 이집트의 아름다움의 신인 HIBIS와 '닮았다'의 그리스어인 ISCO의 합성어이다.

유효성분 ◎ 유기산으로는 사과산, 구연산이 있고, 안토시아닌계 색소, 비타민 C가 풍부하고 무기질로는 철, 칼륨, 칼슘, 마그네슘이 들어 있다.

130

효능 ◎ 대사촉진, 강장, 이뇨, 변통에 효과가 있다.

이럴 때 마십니다 ◎ 운동이나 노동에 의한 육체피로와 변비에 좋다.

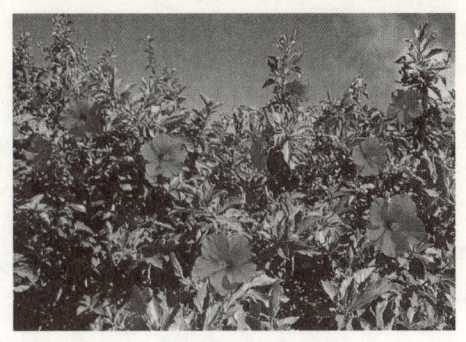

히비스커스 꽃

| **클로브**(학명 : *Eugenia syzygium*) |

특징 ◎ 인도네시아와 뉴기니아가 원산지인 열대성 상록 교목이다. 꽃봉오리를 사용한다. 꽃봉오리가 녹색에서 황색으로 다시 빨갛게 익을 때가 가장 향기롭다고 한다.

중국에서 정향(丁香), 영명에서 clove라고 하는 어원은 모두 꽃봉오리가 '못'과 닮았다고 하여 못에서 유래되었다고 한다.

유효성분 ◎ 정유로는 유게놀, 카리오필렌이 있다. 그밖에 플라보노이드가 있다.

효능 ◎ 소독, 항균작용이 있고 진통에도 효과가 있다.

이럴때 마십니다 ◎ 치통, 구토, 식욕부진에 좋다.

| 로즈힙(학명 : *Rosa canina L.*) |

특징 ○ 장미의 품종 중에서 품명이 Dog Rose이고 고대 그리스 때부터 쓰인 가시가 많은 야생장미의 열매이다. 타원형으로 생겼다. '가시가 많은' 이라는 뜻에서 Dag rose라고 하다가 미친개에게 물린 로마병사가 이 장미뿌리로 병을 고쳤다고 하여 Dag가 Dog로 되었다고 전해진다.

비타민 C가 풍부하고 맛도 새콤달콤하여 유럽에서 건강음료로 사용했고 열매를 잼으로 만들기도 했다.

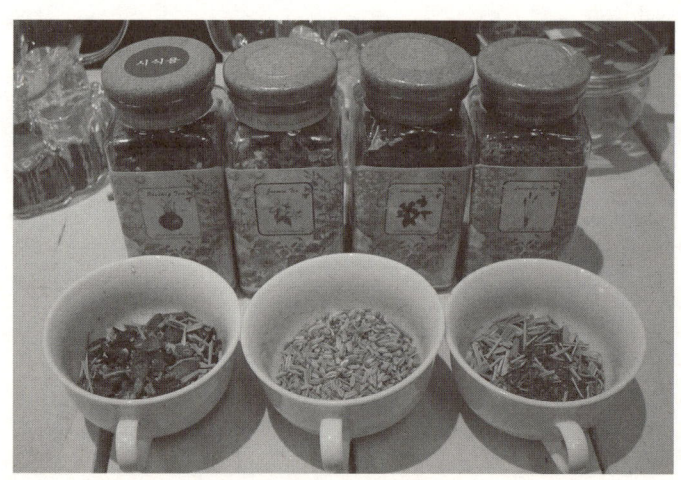

로즈힙(좌) 등 여러 허브차

유효성분 ◐ 플라보노이드인 루틴, 케르세틴과 플라보노이드 배당체가 있다. 적색색소인 리코펜과 비타민 C가 많다.

효능 ◐ 변통, 이뇨, 수렴작용을 하며 비타민 C 보급, 강장작용에 효과가 있다.

이럴 때 마십니다 ◐ 변비, 병중병후의 체력저하, 생리통, 생리불순, 스트레스, 담배, 알코올에 의한 면역력 저하, 임산부의 영양보급과 강장, 활동하는 여성의 호르몬 균형을 도모하고자 할 때 마시면 좋다.

| 스위트펜넬(Fennel, 학명 : *Foeniculum vulgare*) |

특징 ◐ 지중해 연안이 원산지인 다년초이다. 학명은 라틴어로 '마른 풀의 축소형' 이란 뜻에서 유래하였다고 한다. 중국명으로 회향이라고 한다. 꽃대가 나와서 가지를 많이 친 곳에 작은 황색 꽃이 우산을 편 모양으로 핀다. 가을에 달콤새콤한 열매를 맺는다.

유효성분 ◐ 정유로는 아네톨, 리모넨, 피넨이 있다. 그밖에 플라보노이드 중 루틴이 있다.

효능 ◐ 위장의 기능조절, 이뇨, 변통, 내분비계(호르몬분비) 조절작용을 한다. 중추신경계의 기능 항진효과가 있다.

이럴 때 마십니다 ◐ 소화불량, 변비, 비만, 수유, 유아의 복통에 좋고

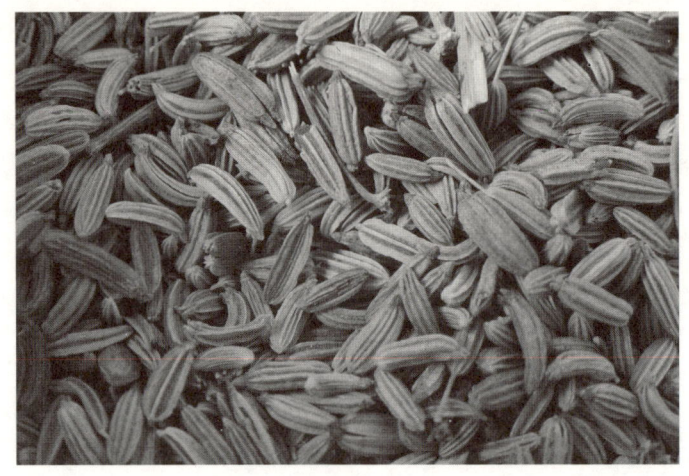

갱년기 증상을 완화시킨다.

| **캐러웨이**(Caraway, 학명 : *Carum carvi L.*) |

특징 ◎ 서부아시아, 유럽, 아프리카북부가 원산지이며 2년생 초본이다. 학명은 지명에서 유래되었다. 유럽에서는 요리의 향신료로 캐러웨이씨를 많이 사용한다.

유효성분 ◎ 정유로는 카르본, 리모넨, 카르베올이 있다.

효능 ◎ 소화촉진, 강장작용에 효과가 있다.

이럴때 마십니다 ◎ 소화촉진에 좋다.

| 코리안더(Coriander, 학명 : *Coriandrum sativum Umbelliferae*) |

특징 ○ 지중해 연안과 시리아가 원산지이며 미나리같이 생긴 작은 모양을 한 1년 초이다. 'Chinese parsley' 라는 별명이 있고 우리나라에서는 '고수' 라고 한다. Coriander라는 어원은 그리스어의 '빈대' 와 '아니스' 의 합성어에서 유래한다. 즉 미숙한 씨는 빈대냄새가 나지만 성숙하면 아니스 같은 좋은 향이 나기 때문이다. 그 씨는 탄수화물의 소화작용에 도움이 된다고 해서 고대 로마 때부터 빵을 구울 때도 넣었다.

통조림, 사탕, 소시지, 햄 등의 식품향료로 사용한다.

유효성분 ○ 정유로는 리나롤, 초산리나릴, 시트랄이 있다.

효능 ○ 위액분비와 소화촉진에 효과가 있다.

이럴 때 마십니다 ○ 가벼운 진정작용이 필요하거나 과식했을 때 마시면 좋다.

(꽃과 잎)

| 라임블라섬(학명 : *Tilia euopaeace L.*) |

특징 ○ 영어명은 라임블라섬이고 린덴은 독일명이다. 유럽이 원

산지인 낙엽수이다. 보리수(인도 보리수와는 다름)라고도 하며 우리나라에서는 피나무라고 한다.

  Tilia는 라틴어의 보리수라는 뜻이고 라임블라섬의 어원은 '구부리기 쉬운'이라는 뜻인데 수피가 연하고 질기다는 뜻이다. 유럽에는 가로수로도 많아 꽃이 피는 계절에는 거리에 라임블라섬 향기가 가득하다고 한다.

유효성분 ◯ 정유로는 꽃향을 내는 파르네솔이 있다. 그밖에 플라보노이드 배당체, 사포닌, 점액질이 있다.

효능 ◯ 발한작용으로 감기, 인플루엔자, 기관지염에 좋다. 진정, 완화, 이뇨작용이 있다.

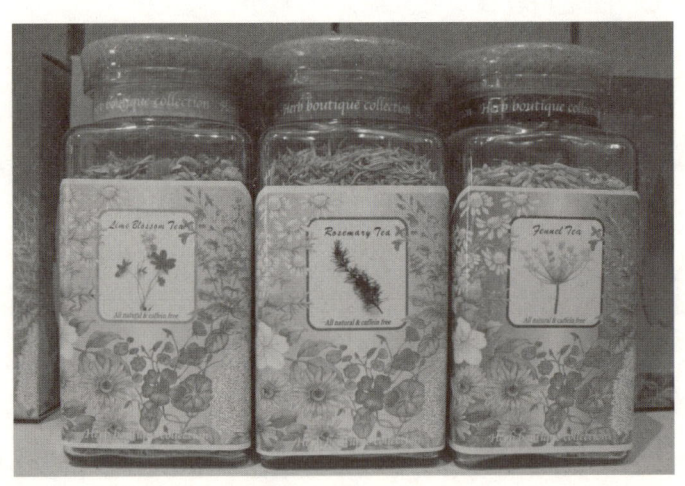

라임블라섬 - 감기, 기관지염에 좋다.

이럴 때 마십니다 ◐ 신경긴장이나 심신의 피로, 그것에 수반된 불면증, 신경성의 편두통, 스트레스성의 고혈압이나 부종에 좋다. 어린이도 안심하고 마실 수 있다.

뿌리와 열매

| 안젤리카(서양당귀)(학명 : *Angelica archangelica L.*) |

특징 ◑ 유럽 북부가 원산지이며 내한성으로 2년생~다년생 식물이다. 우리나라의 참당귀 등도 이 속에 속한다. 안젤리카라는 이름은 라틴어로 '천사' 라는 뜻이다. 고대에 전염병이 유행했을 때 꿈속에 나타난 천사가 이 풀이 전염병을 막아준다는 계시를 주었다고 한다.

유효성분 ◐ 정유로는 안젤리카 락톤, 안젤리카산이 있고 비타민 B군(엽산, 비타민 B₁₂)이 있다.

효능 ◐ 내분비계(특히 여성 호르몬)의 분비조절과 그것에 따른 질병에 효과가 있다.

이럴 때 마십니다 ◐ 갱년기에 나타나는 여러 증상(냉증, 체력저하)과 월경전 증후군, 빈혈, 허약할 때 좋고 면역력을 상승시키는 데 효과가 있다. 활동하는 여성이 호르몬의 균형을 도모하고자 할 때 좋다. 다른 나라에서는 여성의 고려인삼으로 불린다.

꽃봉오리, 잎과 줄기

아티초크(Artichoke, 학명 : *Cynara scolymus L.*)

특징 ◎ 지중해 연안이 원산지인 국화과의 다년초이며 봉오리를 싸고 있는 꽃받침이나 꽃심을 삶아 먹는다.

학명인 Cynara scolymus는 꽃이 개 이빨 같아서 그리스어의 cyon(개)과 가시가 있다는 scolos에서 유래되었다고 한다. 고대 그리스, 로마시대부터 지금까지 애용되는 식물이다.

유효성분 ◎ 영양가가 풍부하고 플라보노이드, 쓴맛 성분, 이눌린, 효소가 있다.

효능 ◎ 간장의 회복과 기능항진에 효과가 있다.

이럴 때 마십니다 ◎ 스트레스나 알코올 과잉섭취에 의한 간장손상, 혈중 콜레스테롤, 중성지질, 동맥경화 등의 성인병의 여러 증상에 좋다. 쓴맛이 강하므로 꿀을 약간 타서 마시면 좋다. 특히 활동하는 남성에게 좋다.

| 세인트존스워트(St. John's wort, 학명 : *Hypericum perforatum*) |

특징 ◉ 서아시아와 유럽이 원산지인 다년초 식물이다. 황색의 5 판화가 피며 잎과 꽃에 검은 반점이 많다. 영명은 세례 요한에게 바치는 꽃이다.

꽃잎을 문지르면 나오는 붉은 액을 세례 요한의 피라고도 했다. 학명인 Hypericum은 '수풀 사이' 라는 합성어이다. 이 꽃은 마귀를 쫓는 부적으로 이용한다. 판매량이 약용 허브시장에서 2위, 미국의 허브제품시장에서 3위(1999년)를 차지한 식물이다.

유효성분 ◉ 정유성분, 탄닌, 수지성분이 있다.

효능 ◉ 씨는 히스테리, 우울증, 신경통, 생리통, 위 · 장염, 두통에 좋고 이뇨제로 사용한다. 꽃은 감기, 기침, 폐렴 등에 이용한다.

이럴 때 마십니다 ◉ 자율신경장애, 우울증, 불안, 정서불안에 효력이 있다고 약용허브의 안전성과 약효를 재평가하는 독일 자문위원회(kpmmission E)에서 인정하고 있다. 세인트존스워트를 10% 첨가해 국내에서 블렌드한 허브차를 마시면 스트레스에서 벗어나고 싶을 때 마음에 안정감을 준다.

허브차의 효용

허브의 유효성분을 간단하면서 효율적으로 섭취할 수 있는 좋은 방법은 허브차를 마시는 것이다. 마심으로써 복용효과와 흡입효과를 두루 취할 수 있다.

허브차를 마시면 허브의 공통적인 효능과 허브의 종류에 따른 고유한 약리효과를 볼 수 있다. 공통적인 효능은 노화방지와 관계되는 항산화작용과 각종 성인병에 효과적인 식물섬유가 풍부하게 들어 있다는 것이다.

허브는 어떻게 우리 몸에 작용하나

① 코로 흡입

　코로 흡입 ⇒ 뇌하수체 ⇒ (자율신경계, 내분비계, 면역계)

② 코와 입으로 흡입

　코와 입으로 흡입 ⇒ 폐 ⇒ 혈관 ⇒ 각 조직

③ 입으로 마심

　입으로 마심 ⇒ 위 ⇒ 소장 ⇒ 혈관 ⇒ 각 조직

허브를 차로 마시면 허브 중의 미량성분인 향기(정유)성분이 향으로 코로 흡입되어 온화한 향기요법(aromatheraphy)효과를 얻을 수 있다.

현대인에게 많은 스트레스성 위궤양에 저먼 캐모마일을 처방하는 예를 들어보면, 저먼 캐모마일의 유효성분인 아즐렌이 위궤양 부위에 직접 작용하고 진정작용이 있는 정유성분을 향으로 흡입함으로써 진정효과를 얻을 수 있다.

이처럼 환부에 직접 작용하는 효과와 신경을 통한 작용 두 가지뿐만 아니라 부차적으로 카페인이 없고 대체로 설탕을 사용하지 않는 장점이 있다.

허브차를 추출하는 방법

허브의 유효성분을 충분히 추출하기 위해서는 물, 허브의 형태, 추출온도, 추출시간이 변수로 작용한다.

① 물 : 정수기에서 나온 물을 사용한다. 무기질이 많은 경수(硬水)는 허브의 성분과 침전물을 형성하므로 적합하지 않다.

② 허브의 형태 : 잎이나 열매의 형태로 그대로 있는 것도 있고 분쇄된 것도 있다. 분쇄된 것이 효율성 있게 추출되지만 산화하기 쉽고 성분이 변화될 우려가 있으므로 보존성이 떨어진다. 잎이나 열매의 형태로 되어 있는 것을 구입하여 사용할 때 조금씩 분쇄하

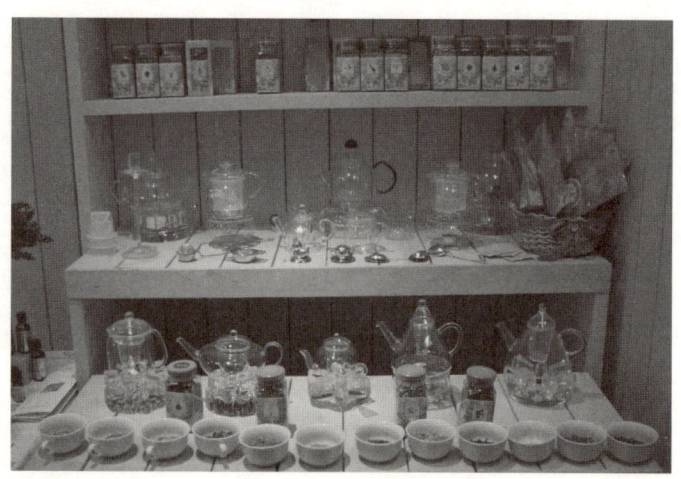

허브차 마시는 도구들

여 사용하면 좋다.

③ 추출 온도 : 온도에 따라 추출되는 성분에 차이가 있지만 95°C 이상의 열탕을 이용하면 성분이 추출되고 비타민 C도 거의 파괴되지 않는다.

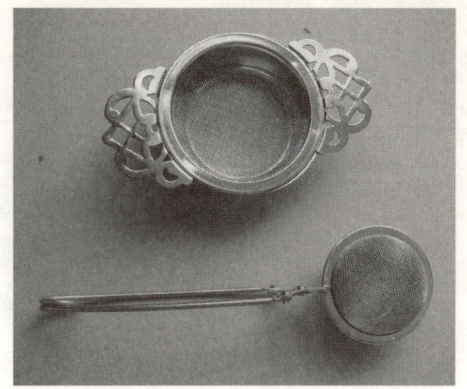

차를 거르는 기구

④ 추출 시간 : 유효성분을 충분히 추출하기 위해 필요한 시간은 허브의 종류나 부위에 따라 다르다. 즉 꽃, 잎을 사용할 때는 3~5분간 추출하고 뿌리, 열매를 사용할 때는 10분 이상 추출하거나 가볍게 끓이는 것이 좋다.

추출할 때 향기성분의 손실을 막기 위해 뚜껑을 닫는 것이 좋고 추출에 사용하는 기구는 자기류나 내열 유리, 스테인레스 스틸로 된 것이 좋고 알루미늄이나 철제품은 피한다.

⑤ 추출 함량 : 물 1컵(1인용)당 건조 허브차 1티스푼 가득이면 되고 신선한 것을 택할 때는 건조된 것의 2~3배로 한다.

허브차 마시는 방법

허브차의 유효성분은 수용성이므로 많이 마셔도 체내 대사과정에서 분해되어 체외로 배출되지만 필요 이상 마시는 것은 낭비이므로 한꺼번에 많은 양을 마시지 말고 몇 시간 단위로 나누어 마시면 효과적이다. 일반적인 건강차는 하루에 세 번 식후에 마시면 좋다.

하지만 용도에 따라 아침에 일어나서 바로 마시는 것, 식간에 마시는 것(위궤양에 좋은 차), 취침 전(불면증 치료의 경우)에 마시는 것 등이 있다.

허브차를 처음 마시는 초보자는 페파민트차가 좋고 아침에 일어나서 바로 마실 수 있는 것은 페파민트차, 마테차(로스트차), 레몬그라스차 등이 있다. 어린이는 어른과 구별하여 마시는 것이 좋고 어린이가 보채거나 잠투정할 때는 캐모마일차나 라임블라섬차가 좋다.

활동하는 여성이 호르몬의 균형을 도모하고자 할 때는 로즈힙차와 안젤리카차가 좋다. 활동하는 남성을 위해서는 아티초크차, 마테차(로스트차), 서양민들레차 등이 좋다.

허브차 달이는 방법

● 혼자 마시는 방법

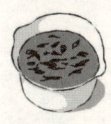 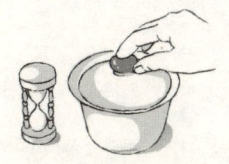 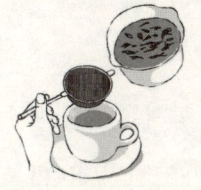

❶ 적당한 용기나 차주전자에 1인분의 허브차를 티스푼 가득 넣고 뜨거운 물(불 끄고 30초 간 둔 것)을 1컵 붓는다.

❷ 향이 휘발되지 않도록 뚜껑 을 덮고 3~5분간 우린다.

❸ 차거르게를 사용하여 찻잔 에 따른다.

● 둘이 마시는 방법

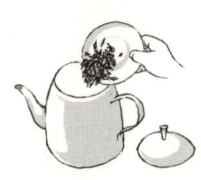 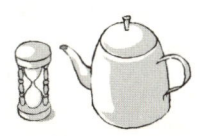 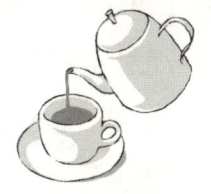

❶ 뜨거운 물을 담은 용기나 차주전자에 2인분의 허브차를 넣는다.

❷ 향이 휘발되지 않도록 뚜껑 을 넣고 3~5분간 우린다.

❸ 그 사이 마실 찻잔을 뜨거 운 물로 데우고 물을 버린다.

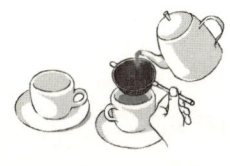 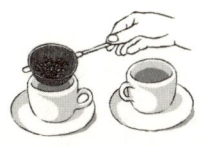 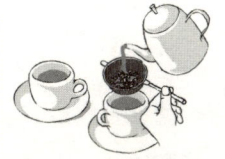

❹ 차거르게를 사용하여 첫째 잔에 반 정도 따른다.

❺ 둘째 잔에는 한잔 채운다.

❻ 첫째 잔에 나머지를 채운다.

● 3명 이상 마시는 방법

첫째 잔은 반 정도 채우고 둘째 잔부터 반 이상 채우고 마지막 잔은 한잔 다 채우고 다시 돌아와서 한잔이 되 도록 마저 채우면 차의 농도가 거의 같아진다.

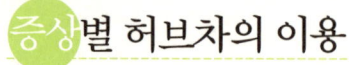

  향기요법 중에서 가장 쉬운 방법은 자기에게 잘 맞는 허브차를
찾는 일이다. 허브차를 마신다고 질병을 단시간에 치료하기는
어렵겠지만 자기 체질이나 질병에 맞는 재료를 선택하여 만든
차를 계속 마시면 건강에 도움이 될 것이다.
  허브차의 종류에서 각각의 허브차가 어떤 질병에 도움을 주는
지 설명했지만 여기에서 한번 더 정리해 보기로 한다.

- 고혈압에 좋은 차는 이뇨나 진정효과가 있는 라임블라섬차
  와 항스트레스, 이뇨작용, 혈관벽 강화작용이 있는 로즈힙
  차이다.
- 알레르기 질환, 특히 아토피성 피부염에 좋은 차는 염증 완
  화에 도움을 주는 저먼 캐모마일차이다. 또는 저먼 캐모마일
  과 로즈힙을 블렌드한 차(예, 저먼 캐모마일 1티스푼과 로즈
  힙 4알)도 좋다.
- 간장(肝腸) 강화에 좋은 차는 서양민들레차이다.
- 소화기계와 관련하여 먼저 소화를 돕는 데 좋은 차는 레몬그
  라스차와 레몬버베나차이고 소화가 잘 안 될 때는 타임차를
  마신다. 위가 아프거나 위경련이 있을 때 좋은 차는 스위트
  펜넬차, 저먼 캐모마일차, 페파민트차이다. 레몬버베나차와

페파민트차는 식후에 마시면 효과가 있다.

- 설사에는 로즈차가 좋다.

- 변비에는 로즈힙이나 스위트펜넬을 진하게 추출하여 1일 3회씩 식후에 마신다.

- 피로를 푸는 데 좋은 차는 히비스커스차로 특히 운동할 때 이 차를 마시면 좋다.

- 감기에 걸렸을 때는 로즈힙차가 좋은데 그 이유는 로즈힙이 가지는 약리효과 이외에 뜨거운 차가 몸을 따뜻하게 해주고 수분을 공급해 주어 좋고 비타민 C를 보급하며 2차 감염을 방지하여 좋다. 독일에서는 상비약으로 두었다가 감기가 걸렸을 때 즉시 이용한다.

- 치통이나 잇몸병에 좋은 차는 클로브(정향)차인데 이 추출액을 입에 넣고 손으로 환부를 눌러주면 아픔이 가신다. 오렌지껍질 말린 것을 함께 넣고 추출하면 마시기 쉽다.

- 목 안이나 입안 염증에 좋은 차는 세이지차이다.

- 불면증은 원인도 많지만 원인에 따라 선택하는 허브차의 종류도 달라진다. 몸이 식어 잠이 오지 않을 때는 몸을 따뜻하게 해주는 저먼 캐모마일차를, 지나치게 피로하거나 깊은 잠을 못 잘 때는 라임블라섬차를, 불안감이나 긴장감이 강해서 잠이 오지 않을 때는 레몬버베나차를 권한다.

- 스트레스해소에는 심신을 편안하게 해주는 페파민트차가

좋다.

- 류머티스 체질과 치매방지에는 로즈마리와 라임블라섬이 블렌드된 차가 좋다.

- 한여름에 마시기 좋은 차로는 식욕이 부진할 때 아티초크차를 식전에 마시면 좋다.

- 여름에 체력이 떨어졌을 때 강장강화차로는 서양민들레차가 좋다.

연령별, 목적별 허브차의 선택

연령에 따라

 허브 중에는 카페인이 있거나 어린이들이 좋아하지 않는 향미를 내는 것도 있기 때문에 어린이와 어른의 허브차는 구별하면 좋다.

| 어린이 감기 |

 어린이 감기에는 저먼 캐모마일이나 라임블라섬 3g을 물 200ml에 추출하여 마시게 하면 좋다. 목이 아플 때는 꿀을 타서 마시게 한다. 치통에는 클로브(정향)와 오렌지껍질 말린 것 각각 1티스푼을 200ml 열탕에 추출하여 마시게 하거나 탈지면에 묻혀 환부에 대고 눌러 준다. 변비와 복통에는 저먼 캐모마일과 스위트펜넬 각각 1티스푼을 200ml 열탕에 추출하여 식후에 마시게 한다.

| 수험생 |

수험생에게는 로즈마리차를 권한다. 로즈마리차는 기분을 편안하게 해주고 집중력을 높이며 뇌의 활동을 활성화시켜 기억력을 높인다. 레몬즙을 넣어 비타민 C도 보충해 주면 좋다.

| 청소년 |

청소년의 여드름 억제에 좋은 차는 비타민 C를 보급하여 피부를 건강하게 하는 로즈힙차이며 저먼 캐모마일차도 염증을 억제하므로 좋다.

| 사무실 |

사무실에서 일하는 여성의 눈의 피로를 덜어주는 차는 저먼 캐모마일차이며 담배연기에도 견딜 수 있는 면역력을 증강시켜주는 차는 로즈힙차와 서양민들레차이다. 기분전환과 집중력 향상에는 로즈마리차가 좋다. 여름철 냉방에 견디기 위해서는 혈액순환을 좋게 하는 안젤리카차가 좋다.

갱년기장애

갱년기장애가 생겨 초조하거나 불면증이 생겼을 때는 라임블라섬차가 좋고 갑자기 이상발한일 때는 세이지차가 좋으며 갱년기의 호르몬 분비 불균형을 해소하고 체력증강을 위해서는 안젤리카차가 좋다.

임산부

임산부의 입덧에 좋은 차는 페파민트차와 생강차이며 임산부의 빈혈개선에는 로즈힙차가 좋다. 영양보급과 수유에 좋은 차는 서양민들레차와 펜넬차이며 모유가 지나치게 나와 억제시킬 때는 세이지차가 좋다.

목적에 따라

아침

아침에 일어나서 페파민트차나 스피아민트차를 마시면 기분이 상쾌해진다. 화분에 심어둔 허브잎을 7~8장 잘라 차주전자에 넣고 뜨거운 물을 부어 3~5분간 추출하여 마셔도 좋다. 레몬이나 사과향과도 잘 어울리므로 레몬즙을 넣거나 사과잼을 조금 첨가해도 좋다.

| 취침 전 |

취침 전에 마시는 차에는 허브와 물의 양을 줄이고 우유를 혼합하면 좋다(아침에 마시는 차의 절반 정도가 되게 한다). 물 대신에 우유에 허브를 넣어 마셔도 좋다. 숙면을 취할 수 있도록 카페인이 없는 것을 택하고 캐모마일처럼 숙면을 유도하는 차를 선택한다.

| 케이크, 쿠키와 먹을 때 |

케이크나 쿠키를 먹을 때는 우유나 홍차, 커피가 어울리겠지만 허브차를 마시려고 한다면 초콜릿케이크는 페파민트차와 어울리고 치즈케이크는 저먼 캐모마일차가 어울린다. 현미녹차를 좋아하는 사람에게 현미녹차를 대용할 수 있는 허브차로 서양민들레차가 좋다.

152

기호와 용도에 맞게 재료를 블렌딩하여 즐기기

　몇 종류의 허브를 준비해 두면 그날의 기분이나 몸 상태에 따라 적절하게 블렌드하여 마실 수 있다.

　단독으로 사용할 때보다 각 허브의 유효성분의 상승효과를 기대할 수 있고 정유(essential oil)로서는 자극성이 강해 이용할 수 없는 것을 차로 이용하면 수용성으로는 미량성분밖에 추출되지 않아 문제가 되지 않는 것도 있다. 블렌딩하여 판매하는 것을 이용하면 편리하다.

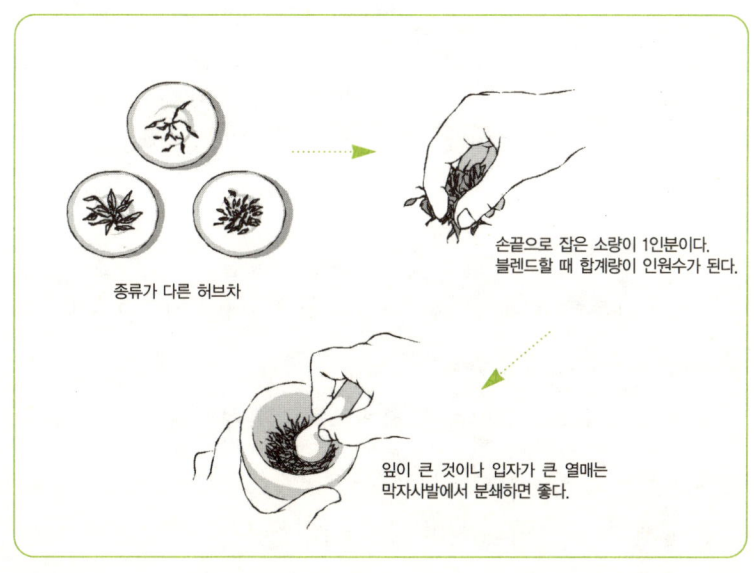

종류가 다른 허브차

손끝으로 잡은 소량이 1인분이다.
블렌드할 때 합계량이 인원수가 된다.

잎이 큰 것이나 입자가 큰 열매는
막자사발에서 분쇄하면 좋다.

허브와 허브의 혼합차

| 세인트존스워트, 로즈마리, 로즈힙, 캐모마일, 페파민트, 라벤더 |

이 혼합차는 스트레스에서 벗어나고 싶을 때 마음의 안정감을 주는 차이다. 세인트존스워트(10%), 로즈마리(50%), 로즈힙(18%), 캐모마일(10%), 페파민트(10%), 라벤더(2%)가 혼합된 침출차〔마음의 휴(休), 태평양사〕를 구입하여 사용하면 편리하다.

혼합차 티백 1개(1g)를 찻잔에 넣고 뜨거운 물을 부어 3~4회 정도 흔든 후 건져내고 마신다.

| 로즈힙과 히비스커스 |

이 배합은 비타민 C를 보급하고 미용을 위한 것으로 스트레스가 많은 여성에게 좋다.

각각의 재료를 구할 수 있다면 로즈힙 4알과 히비스커스 1티스푼을 다음과 같은 방법으로 마신다.

① 로즈힙 4알을 표면적을 넓게 하여 잘 우러나게 하기 위해 곱게 간다.

② 곱게 간 로즈힙과 히비스커스 1티스푼을 차주전자에 넣은

다음 끓인 물 200ml
를 넣고 뚜껑을 달
아 3~5분간 우려
낸다.

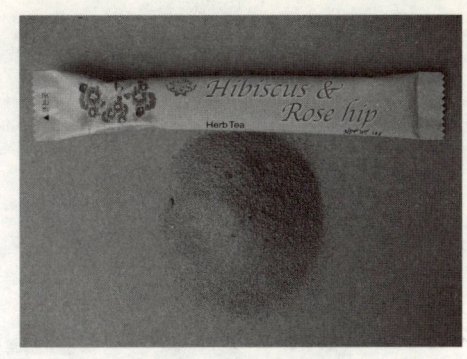

③ 차거르게를 이
용하여 찻잔에 따라
마신다.

로즈힙과 히비스커스 혼합차

로즈힙 68%와 히
비스커스 32%의 혼합침출차 티백(티백 1개 2.5g)(포터넘 메이
슨, 영국산 수입품 등)을 구입하여 사용하면 편리하다. 신맛이
강하다고 느끼면 꿀을 타서 마신다.

감초와 페퍼민트

이 배합은 소화장애, 식욕부진, 심신의 피로, 주의력 부족, 스
트레스에 좋다.

각 재료를 분쇄한 차 1.5g(1티스푼)을 차거르게가 있는 찻잔에
넣고 끓인 물을 4분의 3컵 정도 되게 부어 1분 정도 우린 후에 마
신다.

감초뿌리 63.5%, 페파민트 36.31%, 천연향 0.19%를 사용한
혼합 침출차[아베다사(미국), 차의 상품명 : comforting tea]를

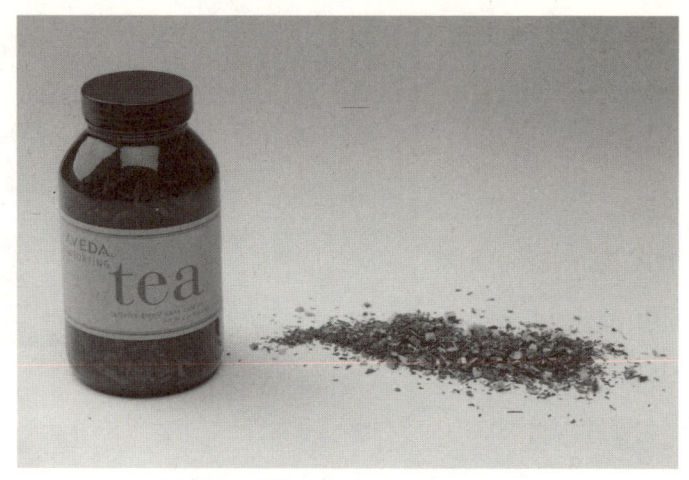

● ·················· **감초와 페파민트 혼합** – 소화장애 해소에 좋음

구입하여 사용하면 편리하다.

| 페파민트, 히비스커스, 로즈힙, 라임블라섬 |

이 배합은 비타민 C를 보급하고 미용을 위한 것이며 식욕부진,
심신의 피로, 주의력 부족, 스트레스 해소에 좋다.

마시는 방법은 각 재료를 분쇄한 차 1.5g(1티스푼)을 차거르게
가 있는 찻잔에 넣고 끓인 물을 4분의 3컵 정도 되게 부어 1분 정
도 우린 후에 마신다.

페파민트, 히비스커스, 로즈힙, 라임블라섬을 사용한 혼합침출
차〔독일 원산, 차의 상품명: 허블칵테일티, 제조원: 허브라, 판매

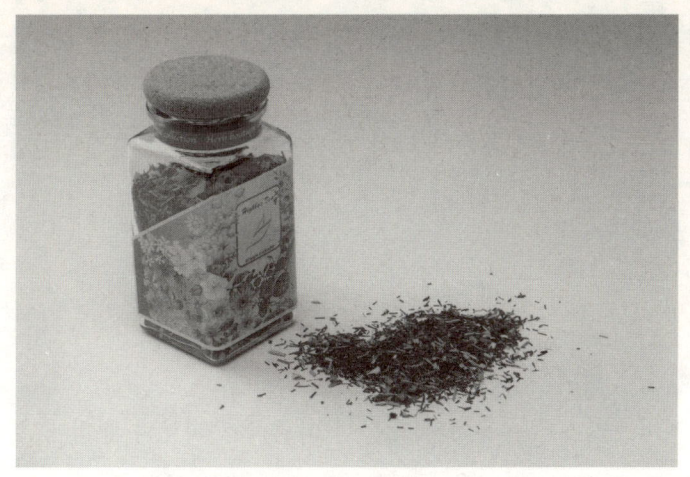

페파민트, 히비스커스, 로즈힙, 라임블라섬 혼합

원: 제일통상]를 구입하여 사용하면 편리하다.

다른 음료와 혼합한 차

| 캐모마일 밀크티 |

이 배합은 복통, 설사, 감기에 좋으며 특히 우유를 넣어 온화하게 작용하므로 어린이에게 좋고 취침 전에 마시면 허브작용과 함께 숙면에도 도움을 준다.

마시는 방법은 ① 우유 200ml와 건조한 저먼 캐모마일차 2티스푼을 작은 냄비에 넣고 약한 불에서 나무주걱으로 저으면서 가열한다(허브가 충분히 우러나게 하려면 시간이 좀 걸린다). 저을 때 저먼 캐모마일이 위에 뜨지 않도록 해준다. ② 끓으면 불을 끄고 차거르게를 이용하여 찻잔에 붓는다. 저먼 캐모마일을 2~3개 찻잔 위에 띄운다.

| 히비스커스 칼피스 또는 라벤더 칼피스 |

히비스커스가 운동이나 노동에 따른 육체피로와 변비에 효능이 있으므로 히비스커스 칼피스는 운동 후에 마시면 좋다. 라벤더는 심신의 긴장에 의한 불면증, 신경성 편두통, 스트레스성 고혈압에 좋으므로 라벤더 칼피스는 취침 전에 마시면 좋다.

마시는 방법은 ① 잘게 부순 얼음을 유리잔에 담는다. ② 물 50ml을 끓인 후 건조한 허브(히비스커스 또는 라벤더) 2티스푼을 넣고 뚜껑을 닫은 후 3분간 우린다. ③ 유리잔에 녹아 있는 물을 버리고 칼피스 15ml를 유리잔 벽면을 통해 붓는다. ④ 유리잔 위에 차거르게를 놓고 ②의 허브 우린 액을 식힌 후 조금씩 조금씩 붓는다.

| 아이스민트티 |

이 차는 여름철에 청량감을 준다. 식욕부진일 때 식전에 마시거나 과식이나 과음 후에 마시면 좋다.

　마시는 방법은 ① 잘게 부순 얼음을 유리잔에 담는다. ② 물 100~150ml를 끓여 건조한 허브(페파민트) 2티스푼을 넣고 뚜껑을 닫은 후 3분간 우린다. ③ 유리잔에 녹아 있는 물을 버리고 ②의 허브 우린 액을 식힌 후 차거르게를 통하여 조금씩 조금씩 붓는다. ④ 페파민트 잎이 있으면 한 잎 띄우면 보기가 좋다.

| 마테차 밀크티 |

　이 배합은 육체 피로시 영양보급에 좋다. 마시는 방법은 ① 물 200ml를 끓인 후 건조한 허브(마테, 로스트) 2티스푼을 넣고 뚜껑을 닫은 후 3분간 우린다. ② 허브 우린 액을 식힌 후 차거르게를 통하여 찻잔에 붓고 생크림 조금과 설탕을 넣는다.

| 홍차 로즈티 |

　이 배합은 기분이 저조할 때 좋다. 마시는 방법은 홍차 10에 건조한 로즈 1의 비율로 타서 마신다. 중국에서는 장미꽃을 우롱차나 녹차에 이용한 꽃차를 즐겨 마신다. 차 판매상에 가면 건조된 식용장미를 구할 수 있다.

| 허브를 담은 복숭아 홍차와 레몬 홍차 |

이 차는 식후에 깔끔하게 입가심하고 싶을 때와 기분전환용으로 소개하는 차이다. 마시는 방법은 온수 1잔에 시판품 1봉지를 넣고 잘 저은 후 마신다. 여름에는 냉수를 사용하고 얼음을 넣어 차게 마셔도 좋다.

허브를 담은 복숭아 홍차(태평양사)는 스리랑카의 실론섬에서 나는 고급 홍차에 복숭아향을 첨가하고 우리나라 사람들이 좋아하는 네 가지 허브인 로즈마리, 캐모마일, 스위트밤, 페파민트를 프랑스산 허브 100%로 만든 막대모양의 포장을 하고 있다.

허브를 담은 레몬 홍차(태평양사)는 스리랑카의 실론섬에서 나는 고급 홍차에 레몬향을 첨가하고 레몬 홍차에 어울리는 허브인 레몬필, 레몬그라스, 페파민트를 첨가한 상큼한 레몬맛의 막대모양의 포장을 한 홍차이다.

160

허브를 즐기는 나라

| 영국 : 꽃 에센스를 마시면 인생이 즐겁다 |

유럽에서 향기요법 또는 허브요법과 병행하여 이용되는 것으로 꽃요법(flower remedy)이 있다. 꽃요법 중 일반적으로 사용하는 것은 영국의 에드워드 바치 박사(1886~1936)가 확립한 치료법이다.

그는 정통의학을 공부한 외과의사이자 세균학자이지만 병이 병원균 등 때문에 신체에 생길 뿐만 아니라 인간의 내부에서 생기는 감정의 트러블이 심신의 부조화를 일으켜 생긴다는 것을 깨달았다. 그래서 야생식물을 이용한 여러 가지 연구를 한 결과 특정의 꽃을 보거나 향을 맡는 일만으로도 심신의 안정을 되찾는 것을 알았다.

그는 39종의 꽃 에센스를 만들어 질병에 따라 사용하였다. 꽃 에센스(플라워 레머디라고 함)를 만드는 방법은, 오전에 따온 꽃 잎(식용의 꽃으로 농약이나 이물질이 없어야 함)을 깨끗한 물 (통상 미네랄 워터를 사용하고 한 번에 250ml 사용)을 넣은 유리 볼(bowl)의 수면이 보이지 않게 표면에 띄우고 햇볕에 몇 시간 두면 태양에 의해 꽃이 가진 에너지가 물로 옮겨진다는 것이다.

3시간 정도 지난 후 꽃잎을 제거하고 보존을 위해 같은 양의 브랜디를 넣는다.

또 다른 방법은 꽃잎에 물을 1l 정도 넣고 약한 불에 30분 정도 가열하는 것이 있다. 이렇게 만든 에센스를 물에 몇 방울 타서 마신다.

최근에는 다른 대체의학자들이 연구한 현대인들의 질병에 가깝게 접근한 꽃요법들이 많고, 효능은 허브류에서 일치하는 꽃의 효능과 같다. 꽃 에센스도 10ml 등으로 판매되므로 유리컵에 물 30ml를 넣고 꽃 에센스를 3~4방울 떨어뜨려 천천히 마시면 된다. 우울증, 스트레스 해소, 생리통 등에 영국 여왕을 비롯한 영국민이 즐겨 쓴다고 한다.

| 모로코 : 생활 중의 민트를 즐간다 |

모로코라는 명칭만 들어도 전설 속의 나라같이 느껴진다. 허브의 나라라고 할 정도로 일반 가정에서도 민트차를 즐기지만 카사블랑카의 하부스거리의 상점가에서는 손님을 위해 민트차를 내놓는다. 손님이 없는 상점에 모인 상인들도 은빛주전자에 담긴 민트차를 마시며 담소하는 모습을 볼 수 있다.

민트차 마시는 방법은 거의 100%를 중국에서 수입한 캔파우더(녹차의 일종인데 환약처럼 작게 뭉친 차)를 사용하는데, 이것에 민트를 첨가하고 설탕을 많이 넣는다. 민트는 스피아민트와 페파민트를 재배하고 매우 좋은 품질의 민트를 다량으로 사용한다.

이슬람교를 믿으며 술을 마시지 않는 모로코에서는 아침부터 취침 전까지 민트차를 마신다. 은이나 은색 포트 안에 캔파우더, 설탕, 민트를 넣고 물을 부어 몇 분간 달인다.

남성이 주로 호스트역을 맡는데 입구가 길며 뾰족한 은빛으로 우아한 차주전자를 높이 들고 유리잔에 따르면 멋이 있다. 유리잔 안에 민트 잎을 넣는 경우도 있고 넣지 않는 경우도 있다. 오렌지꽃이 피는 시기에는 유리잔에 오렌지꽃을 2~3개 띄워 장식하기도 한다.

| 독일 : 가정마다 여러 가지 허브차를 상비해 두고 민간약으로 이용한다 |

독일인의 생활에는 아주 오래전부터 허브차가 파고들었다. 그들은 여러 종류의 허브차를 항상 부담없이 마실 수 있는 자연 건강차의 개념으로 생활 중에 즐긴다. 가장 대중적인 것은 위나 간장에 좋다고 하는 페파민트이고 감기가 걸렸을 때 땀을 내게 하는 라임블라섬의 꽃, 로즈힙(비타민 C가 풍부한 들장미의 적색 열매), 저먼 캐모마일이 있다.

캐모마일은 목의 점막이나 눈의 충혈에도 효과가 있어 즐겨 사용한다. 이 허브차는 독일여행에서 돌아오는 친구들에게서 흔히 선물로 받는 차이다. 영국의 홍차가 가격이 비싼 탓인지 독일에서는 18세기부터 허브차를 마셨다고 한다.

독일가정에서 허브차를 달이는 방법은 냄비나 주전자에 재료를 넣고 10~15분간 달인다. 티백으로 되어 있는 것도 뜨거운 물에 10분 정도 충분히 우려낸다.

독일인은 어린 시절부터 허브차에 길들여지고 허브차에는 카페인이 없는 것이 많기 때문에 저녁식사 때는 특히 커피보다 허브차를 많이 마신다.

| 일본 : 일본에서 가장 대중적인 허브차의 종류 |

일본인에게 잘 알려진 허브차는 캐모마일, 히비스커스, 라임블라섬, 오렌지립, 베니바나(홍화) 등이다. 캐모마일은 감기나 목의 통증에 이용한다.

히비스커스는 오쿠라의 일종이므로 비타민류가 많다. 라임블라섬은 꽃과 잎을 사용하고 감기의 해열제와 이뇨, 신경안정에 사용한다. 오렌지립은 취침 전에 마시면 마음을 안정시키고 냉증에 효과가 있다. 베니바나는 여성의 생리통, 생리불순, 냉증에 사용한다.

오쿠라는 남미원산으로 고추모양과 유사하며 자르면 단면이 둥근 모양이 아니고 별 모양이다.

| 이란 : 장미수는 생활필수품이다 |

이란에서는 지금까지도 장미수를 만들어 여름철에 청량제로
마시기도 하고 강심제, 복통, 두통 등의 치료제로 이용한다. 아
이스크림, 홍차 등에 넣기도 하고 요리나 케이크 등에도 넣어 먹
는다.

여름철에 수박을 먹을 때 장미수 몇 방울을 떨어뜨려 먹으면
가스가 차는 것을 방지한다 하여 즐겨 사용한다. 결혼식이나 생
일에는 장미수를 방안에 뿌려 그 향을 즐기고 제삿날에도 무덤
에 장미수를 뿌리는 습관이 있어 기쁠 때나 슬플 때 함께하는 생
활필수품이라고 할 수 있다.

허브의 정유를 이용한 향기요법

 향기치료법이란 식물성 정유를 이용하여 생활 속에서 향을 즐기고 아울러 심신의 건강과 아름다움을 유지할 목적으로 행하는 식물치료의 하나이다.

 정유(精油)란 식물의 잎, 줄기, 뿌리, 열매, 꽃에 포함되어 있는 휘발성 향기성분으로 에센셜 오일(essential oil)이라고 한다. 각종 식물 중에서 꽃을 이용하는 경우도 적지 않다.

 보라색꽃인 라벤더(lavendar)는 라틴어로 '씻다(lavare)' 라는 뜻에서 그 어원을 찾을 수 있으며 향기가 짙어서 그리스, 로마시

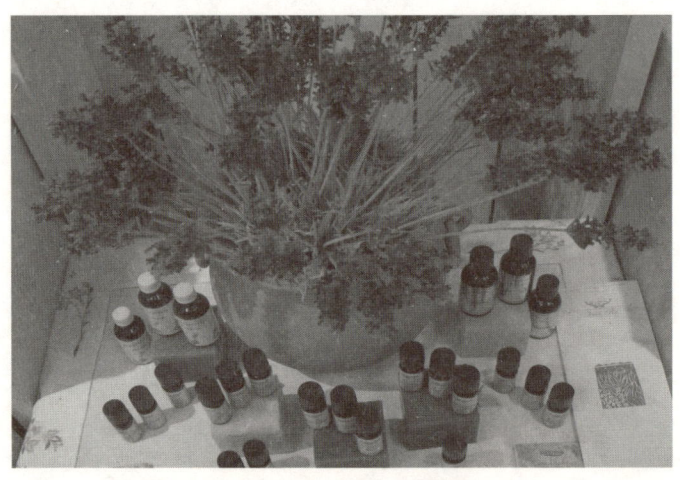

향기 치료에 사용되는 정유물질들

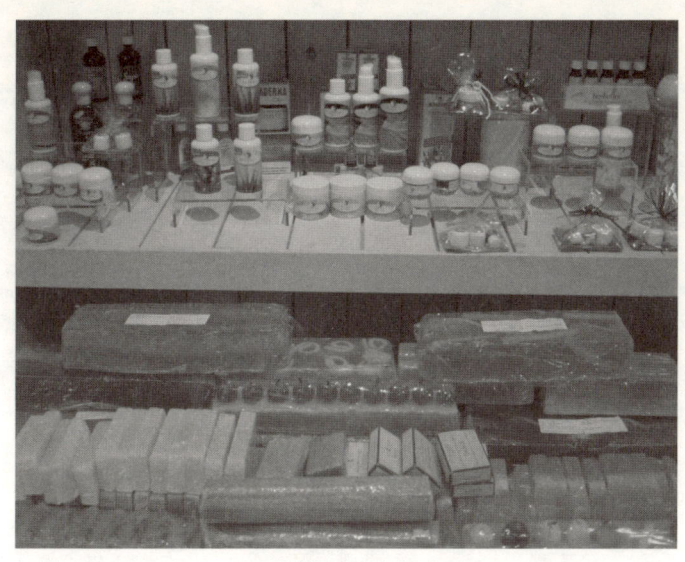

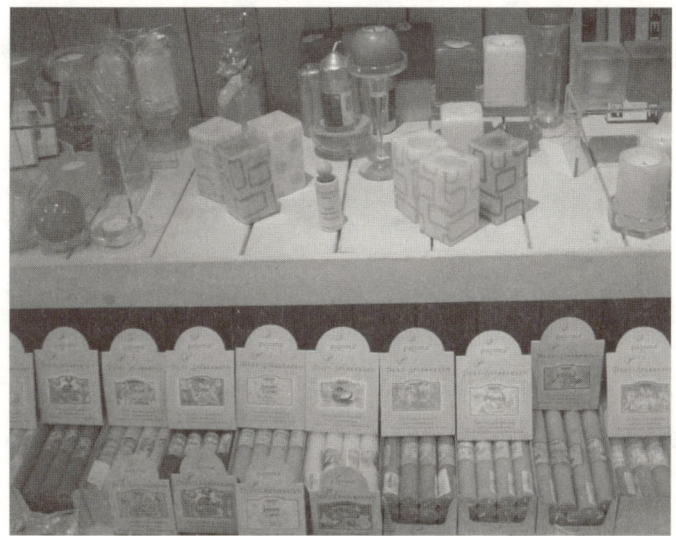

향기요법 관련 제품과 도구들

대부터 입욕제로 사용했다고 한다.

향기치료법이라는 용어를 처음 사용한 프랑스의 화학자 가테 포세(Gattefosse)는 연구실에서 폭발사고로 화상을 입은 손을 곧바로 라벤더의 정유를 채운 용기에 넣었는데 감염도 없이 빠르게 깨끗이 치유되는 것을 경험했다고 한다.

라벤더는 정유 중에서도 안전성이 높고 어린이부터 어른까지 사용이 가능한 보편적인 치료제이다. 노랑색꽃인 이랑이랑 (ylang ylang)은 말레이시아어로 '꽃 중의 꽃'이라는 뜻으로 floral계를 대표하는 향이다.

라벤더는 우리나라에서는 생소한 꽃이지만 샤넬 No. 5 향수의 원료이다. 스트레스성의 여러 가지 트러블, 즉 탈모, 호흡 이상, 불면증 등의 치료제로 사용된다. 그러나 향이 매우 강하므로 1% 미만으로 희석하여 사용해야 한다.

장미, 재스민, 오렌지꽃의 향기는 시대와 국경을 초월해서 사람들에게 사랑을 받고 있는 essential oil이다. 그래서 이 세 가지를 '향기의 3여신'이라고 한다.

장미는 꽃의 여왕이라고 불린다. 장미의 역사는 매우 길어 중국이나 서아시아에서는 기원전 3000년경에 이미 알려져 있었다.

장미가 향료나 의약으로 사용된 최초의 기록은 확실하지 않지만 바빌로니아나 고대페르시아에서 사용한 것으로 생각하고 있다. 바빌론의 왕궁에서 장미를 키워 사용한 기록이 있다.

고대인은 압착하여 생긴 액을 귀가 충혈되었을 때나 양치용으로 사용하고 액을 제외한 부분은 자궁병이나 목욕 후에 바르는 것으로 사용하였다.

장미수는 압착하지 않고 증류법(물과 함께 휘발시켜 냉각)으로 효율성 있게 만든 액이다. 장미수는 강심제와 복통약 등으로 사용되었다. 술이나 음식에 향을 부여하는 데도 사용하고, 더운 나라에서는 청량제로 사용해 목욕물에 넣기도 하고 실내에 뿌리기도 했다.

재스민은 백색의 꽃(보라색은 다른 품종)을 피우며 꽃도 크지 않고 트럼펫 모양의 귀여운 꽃이다.

재스민은 타이, 말레이시아 등의 동남아시아와 오스트레일리아, 남미 등의 열대와 아열대 지방이 주요 산지이며 그 정유는 '정유의 왕'으로 불린다. 동서고금을 통해 많은 사람들에게서 사랑을 받아왔다.

재스민은 농도의 변화에 따라 극단적인 작용을 하므로 주의가 필요하다. 즉 향이 약하면 긴장완화(relexing) 효과가 있지만 농도가 진하면 자극적인(stimulating) 작용을 한다.

또한 임신 중에 사용하면 좋지 않지만 임산부의 진통이 시작되었을 때 실내에 뿌려주면 진통을 감소시킨다고 한다.

오렌지꽃은 귀여운 백색의 꽃으로 달콤하고 산뜻한 향을 띠는 데 많은 향을 포함하고 있다. 이탈리아에서는 1563년에 오렌지

꽃수가 만들어져 청초하고 우아한 이 향이 유럽의 사교계에서
유행하였다. 네로리 왕비가 즐겨 사용하였다고 하여 그 방향유
를 네로리유라고 하고 방향유를 제외한 물을 네로리수로 부르게
되었다. 그 이후로 네로리유는 향료로, 네로리수는 의약품이나
식품에 이용하게 되었다.

2장 차잎과 매우 닮은 서양대용차

마테차

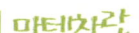

| 마테차란 |

마테(mate)차는 남미의 파라과이, 우루과이, 칠레, 아르헨티나 등의 동북부에서 자생하는 나무(Ilex paraguayensis)의 잎, 줄기를 가공한 일상음료이다. 그 역사는 매우 길어 미대륙 발견 전에 이미 원주민들이 마셨다고 한다.

| 생육 |

마테차나무는 잎이 차나무의 대엽종과 닮았지만 얇고 나무의
높이가 5~10m인 상록수이다. 연간 강수량이 1,500~1,700mm
인 온난습윤기온이 생육에 적합하고 그 지역 이외에서의 생육은
힘들다.

| 수확 |

마테차나무 잎을 따는 시기는 4~5월과 10월에 두 번 따고 나
무 한 그루당 20~25kg의 생엽을 얻을 수 있다.

| 가공 |

마테차 제조방법은 덖음 녹차 제조방법과 유사하고 그림에 나
타난 바와 같이 한다.

| 성분 |

그린(green)마테는 철분, 칼륨, 칼슘, 마그네슘, 아연 등의 무
기질이 녹차류의 2~3배 더 들어 있고 비타민 C의 함량도

마테차의 제조공정

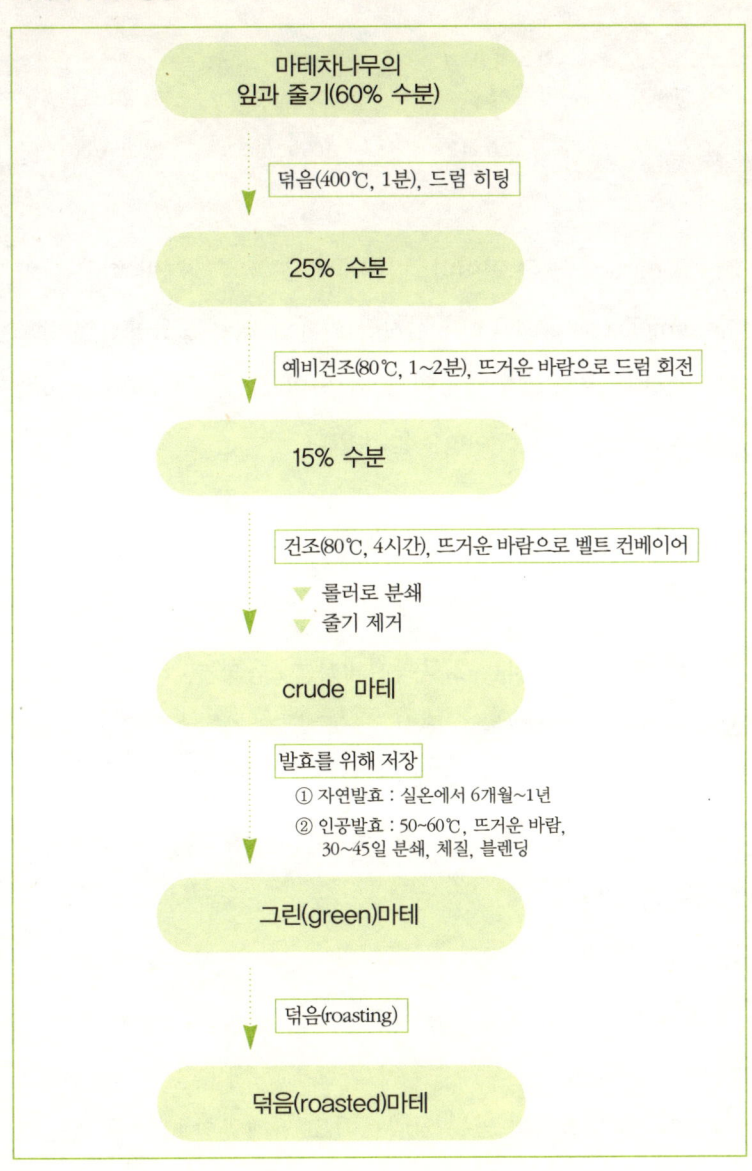

마테차나무의
잎과 줄기(60% 수분)

⬇ 덖음(400℃, 1분), 드럼 히팅

25% 수분

⬇ 예비건조(80℃, 1~2분), 뜨거운 바람으로 드럼 회전

15% 수분

⬇ 건조(80℃, 4시간), 뜨거운 바람으로 벨트 컨베이어
▼ 롤러로 분쇄
▼ 줄기 제거

crude 마테

발효를 위해 저장
① 자연발효 : 실온에서 6개월~1년
② 인공발효 : 50~60℃, 뜨거운 바람,
30~45일 분쇄, 체질, 블렌딩

⬇

그린(green)마테

⬇ 덖음(roasting)

덖음(roasted)마테

마테차와 녹차류의 알칼로이드 함량 비교

	카페인	테오브로민	테오필린
마테차	0.5~1.5%	0.2%~0.45%	0.05%
차류 (Camellia sinensis)	2.0~4.2%	0.06~0.08%	0.001~0.003%

21~26mg%로 많은 편이다. 마테차에 포함된 카페인 함량은 차류(Camellia sinensis)보다 적지만 카페인과 닮은 동종의 알칼로이드인 테오블로민의 함량이 높다(위의 표 참조). 그린(green)마테에는 엽록소가 175mg% 들어 있다.

| 향기성분 |

그린(green)마테차는 2-부톡시에타놀, 유게놀, 리나롤, 3,3,5-트리메칠시클로헥사논 등이 독특한 향기 성분이고, 덖음(roasted)마테차는 가열 중에 아미노산, 지방산, 카로틴 등이 분해되어 커피향과 공통되는 퓨란류, 피라진류, 피롤류, 페놀류의 함유율이 높다.

| 효능 |

마테차에 포함되어 있는 알칼로이드(카페인, 테오브로민 등의

크산틴 유도체)를 마테인이라 한다.

마테인의 효능은 ① 기관에 적당한 흥분작용을 준다. ② 심장, 신경, 근육의 조절작용을 한다. ③ 두뇌를 활발하게 하여 지적 활동에 효과가 있다. ④ 커피보다 자극이 약하다. ⑤ 이뇨, 발한을 촉진한다. ⑥ 사람에게 활력과 원기를 준다.

그밖에 무기질에 의해 여러 가지 생리적인 기능성을 부여하는 건강음료이다.

| 마시는 방법 |

이전에는 전용 용기에 차를 넣고 찬물이나 뜨거운 물을 부은 후 전용의 금속스트로로 마셨지만 최근에는 뜨거운 물을 부어 차를 우린 후 그대로 마시거나 홍차에서처럼 레몬이나 우유, 설탕 등을 넣어 마시기도 한다.

브라질에서 마테차를 마실 때 재미있는 것은 찻잔에 들어 있는 차를 뜨겁다고 후후 불면서 마시면 안 되고 뜨거울 때는 작은 그릇에 부어 식혀서 마신다.

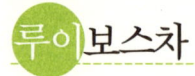 루이보스차

| 루이보스차란 |

루이보스 차(rooibos)는 남아프리카 케이프타운 북동에 있는
산맥에 자생하는 콩과의 관목(학명 : Aspalathus linearis)의 잎
으로 만든 차로 색깔은 홍차와 유사하며 현지인은 홍차 대용으
로 마신다.

1905년부터 유럽에서 판매되기 시작하였고 현재는 세계 여러
나라로 수출된다.

| 생육 |

파종(播種)해서 재배하는데 해발 450~500m 이상의 고원지대
에서만 재배할 수 있다. 토양은 적토이며 연간 300~650mm의
강수량과 기온이 0~40℃인 지중해성 기후가 적합지이다. 콩과의
식물이므로 질소는 박테리아에 의해 고정되지만 인(P)과 칼륨
(K)을 필요로 한다.

| 수확 |

파종하고 2~3년 후 수확이 가능하고 한 그루의 나무에서 0.5kg의 차를 만들 수 있다. 잎을 따는 시기는 꽃이 지고 난 2월 (현지는 여름)이 좋고 나무의 수명은 6~18년이다.

| 가공 |

가공법이 발달되었다 할지라도 기본적으로는 옛날 방식을 답습하고 있으며 제조방법은 홍차와 유사하다.

처음에는 말레이시아에서 데리고 온 노예들에게 홍차 만드는 방법과 유사한 방법을 전수받았다. 즉 돌로 잎이나 줄기를 짓이겨 태양광선에 효소적인 발효를 시켜 만들었다고 한다.

현재는 1~3월에 25~50cm의 길이로 나뭇가지를 잘라서 다발로 묶고 24시간 이내에 5mm 길이로 절단한다. 생엽 100kg당 6l의 물을 가해 습기를 머금게 한 후 rolling machine을 사용하여 효소가 잘 활동할 수 있도록 잎 조직에 상처를 낸다.

| 성분 |

일반 성분으로는 단백질 5~6%, 탄닌 3%로 녹차류보다 낮은

편이며 차류(Camellia sinensis)에 많은 카페인 등의 알칼로이드
는 없다. 비타민 중에는 비타민 C가 있고 철분, 리튬, 루비움, 칼
륨, 마그네슘, 망간 등의 미량원소가 있다.

| 향기성분 |

차류 중에서 반발효차인 우롱차와 발효차인 홍차, 마테차에서
동정된 향기화합물과 공통되는 것이 많다. 중요한 향기성분으로
는 정로환(正露丸) 냄새를 띠는 구아이아콜(guaiacol)이 전체의
10%를 차지하고 있는데, 이 성분이 루이보스차의 약효인 항균성
에 관계한다고 생각된다.

그밖에 꽃향을 띠는 화합물(damascenone 등), 카로틴의 분해
물이거나 가공 중의 위조 공정에 생성된다고 생각되는 좋은 향
에 기여하는 락톤류도 들어 있다.

| 효능 |

산지와 유럽에서는 불로장수 또는 만병통치의 차로 알려져 있
다. 카페인은 전혀 없지만 플라보노이드 중 케르세틴(37mg%)을
포함하고 있다.

    우린 차색은 갈색으로 묵은 홍차색을 띠고 향은 소나무연기 냄새가 나는 중국의 소종(小種)홍차와 닮았다. 현지에서는 홍차의 대용음료로 홍차처럼 우려 마신다.

    우리나라에서는 루이보스를 주원료로 레몬그라스와 오렌지블라섬, 사과향을 섞은 하이보스란 제품(제조원 : 허브라, 판매원 : 제일통상)이 판매되고 있다.

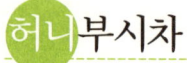부시차

| 허니부시차란 |

허니부시(honeybush)차는 남아프리카의 켑마운틴에 자생하는 콩과의 관목(학명 : Cyclopia genistoides)의 잎, 줄기, 꽃을 가공하여 만든 차로 17세기 말부터 원주민들이 만들었다. 현재는 개선된 방법으로 차를 제조하여 유럽 쪽에 수출한다.

| 가공 |

제조방법은 발효차인 홍차 제조법을 흉내낸 루이보스차와 유사하다. 그러나 루이보스차와 다른 점은 차를 가공할 때 그 재료로 꽃도 들어간다는 것이다. 그래서 꽃을 외부에서 첨가하는 착향차와 잎줄기만으로 제조하는 덖음차와 같은 소박한 향을 함께 가지고 있다.

| 성분 |

철분, 구리, 아연, 칼륨, 인 등의 무기질 성분이 있다. 차류

(Camellia sinensis)에 많은 카페인 등의 알칼로이드는 없다.

| 향기성분 |

이 차의 관능적인 향기의 특징은 스파이시(spicy)한 향과 꿀(honey)과 같은 달콤한 향을 동시에 가지고 있는 것이다. 그래서 허니부시(honeybush : 꿀덤풀)란 재미있는 차의 이름도 붙인 것 같다.

동정된 향기 성분의 대부분은 루이보스차나 차류(Camellia sinensis)와 공통적인 성분들이었으나 그것의 약 28%는 루이보스차에, 약 13%는 차류(Camellia sinensis)에 없는 성분들이다.

대표적인 향기성분으로는 스리랑카의 우바홍차에 많은 꽃향이 나는 리나롤이 11%로 많고, 장미향을 띠는 제라니올이 7%, 그밖에도 차류에 있는 꽃향기 성분들이 많다.

그밖에 특징 있는 성분으로 스파이시 또는 매화향을 띠는 메틸유게놀과 정향의 특유향인 유게놀이 동정되었다.

| 효능 |

소화불량, 변비, 불면증, 감기와 알레르기 등에 효능이 있다.

차류(Camellia sinensis)의 대용차로 만들어져 향기성분은 꽃을 첨가한 착향홍차와 유사하나 성분 중에 카페인은 전혀 들어 있지 않다. 향기도 좋으므로 남녀노소가 홍차 대용으로 마실 수 있다.

우리나라의 전통차

한국식품과학회지, 35권 3호(2003)

久保田 紀久枝, 森光康次郎, 食品學(食品成分と機能性), 東京化學同人(2003)

Food Science Biotechnology, 11, 4(2002)

Manuchair Ebadi, Herbal Medicine, CRC press(2002)

김영수, 식빵의 품질특성에 미치는 칡즙의 영향, 동의대, 석사논문(2002)

박종희, 한약백과도감(상, 하), 신일상사(2002)

조봉관, 생명공학 항암쑥뜸, 양서각 (2002)

김혜영, 한국의 음청류, 도서출판 효일(2001)

川上美智子, 茶の香りの硏究ノート, 光生館(2000)

박종희 · 이정규, 약용식물도감, 신일상사(2000)

김달래, 질병따라 먹는 음식보약, 중앙생활사(2001)

정지천, 우리집 음식 동의보감, 중앙생활사(2001)

한방생약자원의 식품 · 생명산업적 이용, 한국식품영양과학회 추계산업심포지엄 초록
(2000)

태평양 설록차지(1999)

박중곤, 한국의 향기문화, (주)가야넷(1999)

김일성 · 주동식, 식품과 건강, 동아기획사(1998)

강인희 외 10명, 전통건강음료, 대원사(1997)

윤기식, 우리차와 건강, 도서출판 성림(1997)

伊澤一男, お茶健康法, なつめ社(1995)

유태종 감수. 솔잎치료법, 국일미디어 (1994)

이철호 · 김선영, 한국식문화학회지, 6권 1호(1991)

하순용 · 윤은숙 · 김복자, 한국조리, 지구문화사(1990)

林英一, 新お茶は妙藥, 靜新岡聞社(1990)

http://www.boyakcha.co.kr

http://www.foodline.co.kr

久保田 紀久枝, 森光康次郎, 食品學(食品成分と機能性), 東京化學同人(2003)

HERBS, Geoffrey Burnie(Consultant Editor), Fog city Press, USA(2000)

アロマテラピ-の辭典, 成美堂出版(2000)

アロマテラピ-のすべて, 日本文藝社(평성10년)

林眞一郎, アロマテラピ-Lesson, 主婦の友社(1998)

조태동, 허브, 대원사(1998)

최영전, 허브와 스파이스가이드북, 도서출판 예가(1997)

http://www.sulloc.co.kr

http://www.pulgwnamu.co.kr

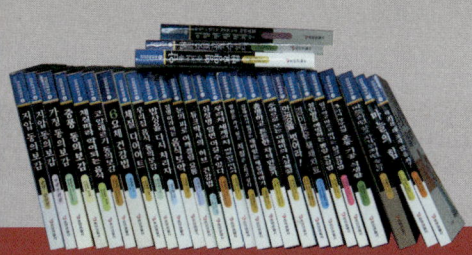

중앙생활사 건강의학정보 시리즈

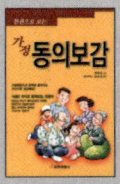

❶ 지압 동의보감 1 〈질병·증상편〉

감기·두통·요통·고혈압·뇌졸중·
신장병·간장병·당뇨병·발기부전 등
각종 질병과 증상을 지압으로 고친다.

김창환·김용석 편저 | 변형 크라운판 | 360쪽 | 12,000원

❷ 지압 동의보감 2 〈신체부위편〉

가장 많이 이용되는 200가지 경혈에
대한 유래와 위치 찾는 법, 질병의
치료 방법 및 효과 등을 신체부위별로 소개.

김창환·김용석 편저 | 변형 크라운판 | 216쪽 | 10,000원

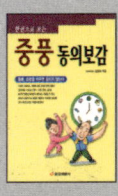

❸ 한권으로 보는 가정 동의보감

〈MBC 라디오 동의보감〉을 진행한 저자가
동의보감의 지혜를 현대인의 질병에 맞게
쉽고 자세하게 풀어쓴 가정한방 건강서!

한승섭 지음 | 신국판 | 408쪽 | 11,000원

❹ 한권으로 보는 중풍 동의보감

중풍, 습관을 바꾸면 걸리지 않는다.
음식과 운동만으로 중풍을 예방하고
치료하는 방법을 알기 쉽게 설명한 책.

김달래 지음 | 신국판 | 320쪽 | 9,000원

❺ 체질 따라 약이 되는 음식

〈MBC 모닝 스페셜〉에서
'재미있는 체질 이야기'로 화제를
모았던 김달래 박사가 내 몸에 맞는
체질음식과 체질을 보하는 요리법 소개.

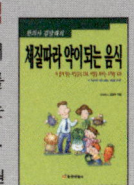

김달래 지음 | 신국판 | 400쪽 | 9,800원

❻ 한권으로 보는 코알레르기 동의보감

20여 년 동안 코알레르기 환자만
전문적으로 치료해 온 치료경험을
토대로 각종 코질환과 알레르기
질환을 재발 없이 다스리는 비결 공개.

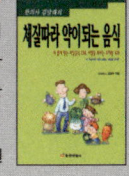

김남선 지음 | 신국판 | 280쪽 | 9,000원

❼ 6요체 건강법

6가지 생명원리를 통해 무병장수하는
비결을 비롯해 암, 중풍 등 난치병과
성인병 다스리는 방법을 소개한
신개념의 건강 이론서.

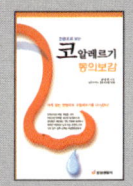

조월태 지음 | 신국판 | 424쪽 | 10,000원

❽ 내 몸매 내 맘대로 되는 체질 다이어트

사람마다 체질에 맞는 다이어트가 따로 있다.
자기 체질에 맞는 다이어트로 날씬해지고
예뻐지는 비결을 담은 책.

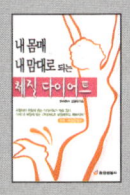

김달래 지음 | 신국판 | 228쪽 | 8,000원

❾ 우리집 음식 동의보감

〈MBC 라디오 동의보감〉을 진행한 정지천
교수가 건강을 위해 쓸 수 있는 여러 가지
음식과 한약재의 활용법 등에 대해 소개.

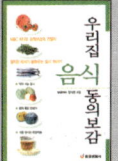

정지천 지음 | 신국판 | 288쪽 | 9,500원

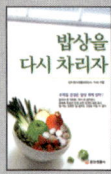

⑩ 밥상을 다시 차리자

SBS 다큐멘터리 〈잘 먹고 잘 사는 법〉에
소개된 잘못된 식습관과 식생활
개선법 및 자연식 건강법!

김수현 지음 | 신국판 | 376쪽 | 10,000원

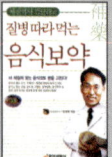

⑪ 질병 따라 먹는 음식보약

체질박사가 감기는 물론 고혈압, 동맥경화, 양기
부족 등 흔한 질병 위주로 체질에
맞게 내린 건강음식 처방!

김달래 지음 | 신국판 | 336쪽 | 10,000원

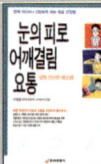

⑫ 눈의 피로 · 어깨결림 · 요통 엄청 간단한 해소법

직장인들이 가장 많이 호소하는 증상에 따라
효과적인 해소법 소개! 누구나 쉽게 자기
취향이나 생활 스타일에 맞춰서 할 수 있다.

이제성 감수 | 신국판 | 216쪽 | 8,500원

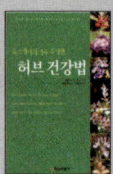

⑬ 듀크 박사의 아주 특별한 허브 건강법

고혈압, 치매, 에이즈, 뇌혈관 질환, 간염,
간경변, 퇴행성 관절염, 심부전증, 협심증 등의
질병에서 당신을 구출할 허브 이야기!

제임스 A. 듀크 지음 | 신국판 | 316쪽 | 10,000원

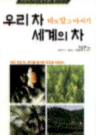

⑭ 심장병 알면 이길 수 있다

돌연사를 부르는 무서운 질병인 심장병.
국내 최고의 심장병 권위자로 꼽히는
이종구 박사의 심장병 예방과 치료법!

이종구 지음 | 신국판 | 264쪽 | 9,000원

⑮ 우리 차 세계의 차 바로 알고 마시기

차의 유래와 종류에서 차의 제조,
차의 효능, 차 마시는 방법, 차를 다양하게
즐기는 방법, 세계의 차종류와 현대인을
위한 건강차까지 차에 대한 모든 상식 소개.

최성희 지음 | 신국판 | 308쪽 | 10,000원

⑯ 병원은 가기 싫고 치질은 고치고 싶다

말 못할 고통, 치질. 이번엔 끝장내자!
치질의 원인과 증상, 치질 완전 정복
비결을 치질 박사에게 들어본다.

김광철 지음 | 변형 크라운판 | 308쪽 | 12,000원

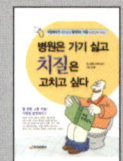

**⑰ 김달래 박사가 들려주는
재미있는 체질이야기**

이제마의 사상의학을 토대로 체질과
먹거리, 건강, 성공, 인생과의
궁합을 재미있게 소개하고 있다.

김달래 지음 | 신국판 | 284쪽 | 9,800원

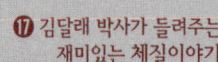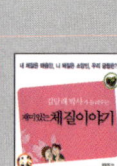

⑱ 총명하고 튼튼한 자녀 만들기

영 · 유아기, 성장기, 청소년기, 수험생 등
성장과정에 따른 섭생법과 좋은 음식,
보약의 처방을 통해 튼튼하고
똑똑하게 자녀 키우는 비결 소개.

이형구 · 이성환 지음 | 신국판 | 372쪽 | 12,000원

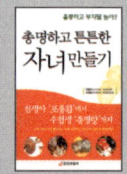

⑲ 주역으로 보는 이제마의 사상체질

이제마의 사상체질 이론을
주역 원리를 통해 해석,
발전시킨 28체질론에 대한 내용 소개.

백승헌 지음 | 신국판 | 368쪽 | 12,000원

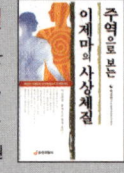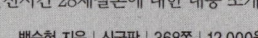

⑳ 안경을 벗어라!

세계적인 시력 훈련 전문가 카플란 박사의
즐기면서 하는 눈 건강 프로그램 안내서.
단계별 시력 강화 운동법 소개.

로버트 마이클 카플란 지음 | 신국판 | 208쪽 | 9,000원

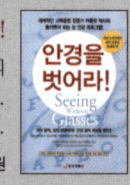

㉑ 경이로운 색채치료

색채치료란 무엇인가를 알기 쉽게 설명.
색채-생체의 반응을 평가하는
방법과 색채 절편을 붙여 각종 통증과
질병을 치료하는 임상 실례를 제시.

카시마 하루키 지음 | 신국판 | 336쪽 | 18,000원

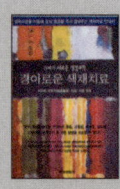

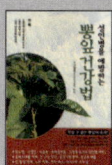

㉒ 만병을 예방하는 뽕잎 건강법
과학적인 연구 결과를 토대로 당뇨병, 고혈압, 뇌졸중, 동맥경화증, 심장병 등 5대 성인병을 예방하는 천연 기능성 식품 뽕잎의 효능 소개.

이완주 지음 | 신국판 | 208쪽 | 12,000원

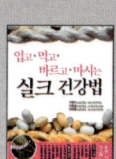

㉓ 입고 먹고 바르고 마시는 실크 건강법
실크의 기원, 특성, 효능과 함께 최신 연구동향 및 건강식품, 기능성 소재로의 활용 예를 다양한 일러스트와 원색화보로 소개.

이용우·이광길·여주홍 지음 | 신국판 | 164쪽 | 12,000원

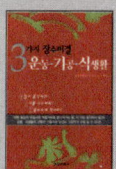

㉔ 3가지 장수비결 운동·기공·식생활
운동 부족, 무분별한 먹거리로 몸이 망가져가는 현대인들에게 운동과 기공, 식생활의 균형으로 건강하게 오래 살 수 있는 길 제시.

강익균 지음 | 신국판 | 400쪽 | 12,000원

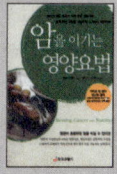

㉕ 암을 이기는 영양요법
패트릭 퀼린 박사가 수백 명의 암환자와 함께했던 경험을 바탕으로 소개하는 영양 요법. 암환자의 수명 연장, 치유 가능성 제시.

패트릭 퀼린 지음 | 신국판 | 372쪽 | 12,000원

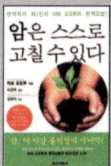

㉖ 암은 스스로 고칠 수 있다
암은 불치병이라는 잘못된 상식을 가지고 있는 사람들과 암으로 절망하는 사람들을 위하여 암 발생의 메커니즘과 치유 방법 소개.

아보 도오루 지음 | 신국판 | 200쪽 | 9,000원

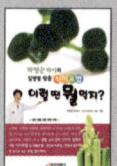

㉗ 박영순 박사의 질병별 맞춤 식이요법
이럴 땐 뭘 먹지?
식이요법 및 생활요법, 영양보조요법, 한방요법까지 한 권으로 보는 토털 건강관리 지침서.

박영순 지음 | 신국판 | 392쪽 | 12,000원

㉘ 마늘의 힘
이 책은 마늘의 성분과 효과, 질병·증상별 효능, 효과적인 이용법, 미용 등 외용에서의 활용법은 물론 다양한 체험담이 들어 있다.

정금주 감수 | 신국판 | 224쪽 | 10,000원

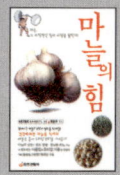

㉙ 따뜻하면 살고 차가워지면 죽는다
100세 이상 장수 노인들을 직접 찾아다니고, 강원도 정선의 전기도 없는 산속에서 맑은 정신으로 터득한 건강의 지혜를 '기림산방' 김종수 선생이 알려준다.

김종수 지음 | 신국판 | 440쪽 | 12,800원

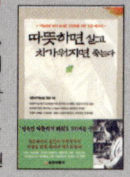

㉚ 내 키는 왜 크지 않을까?
키에 대한 28가지 궁금증, 성장판의 비밀, 키를 크게 해주는 운동과 음식, 약물요법 등 키 크기와 관련된 정보를 총망라해 키 콤플렉스를 극복할 수 있는 방법을 제시한다.

엄익희 지음 | 신국판 | 280쪽 | 10,000원

㉛ 치매 나도 고칠 수 있다
치매의 모든 것을 알기 쉽게 설명하여 나이 들어가는 사람에게는 확실한 예방법을, 환자 가족이나 간병인들에게는 효과적으로 대처할 수 있는 알찬 방법을 알려준다.

양기화 지음 | 신국판 | 380쪽 | 12,000원

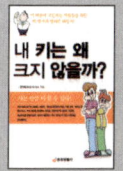

㉜ 동충하초의 힘
불로장생, 강장강정의 명약으로 알려진 동충하초의 효과적인 이용법과 요리법, 그리고 동충하초로 병을 고친 다양한 체험사례 수록.

조세연 외 지음 | 신국판 | 232쪽 | 12,000원

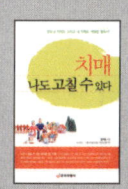

㉝ 전통차 허브차 한잔에 담긴 건강 마시기
동서양의 대용차와 그것들이 나타내는 효능을 정리했다. 집에서 간단히 만들어 마실 수 있는 추출·제조법도 소개하고 있어 건강을 생각하는 사람들의 유익한 안내서가 될 것이다.

최성희 지음 | 신국판 | 184쪽 | 10,000원

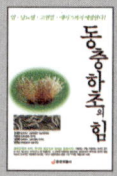

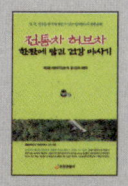

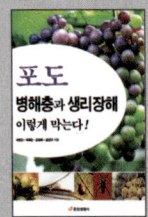

❶ 포도 병해충과 생리장해 이렇게 막는다!

풍부한 사진과 쉽게 풀어 쓴 글을 통해
포도의 병해와 해충 및 생리장해를 이해하고
문제를 해결하는 지식을 얻을 수 있다.

차병진 외 지음 | 4·6배판(올컬러) | 142쪽 | 12,000원

❷ 실전 꽃포장 쉽게 배우기

국내외에서 활용되고 있는 다양한 기법,
다양한 형태의 꽃 포장을 원색사진 및
그림과 함께 알기 쉽게 소개한다.

허북구 외 지음 | 4·6배판(올컬러) | 168쪽 | 15,000원

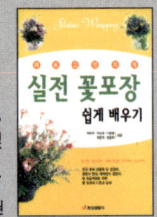

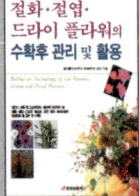

❸ 절화·절엽·드라이 플라워의 수확 후 관리 및 활용

생산자, 유통 및 도소매업자, 플라워 디자이너 등
절화·절엽·드라이 플라워 관련 분야 종사자들이
알아둬야 할 모든 것 수록.

손기철 지음 | 4·6배판(올컬러) | 272쪽 | 15,000원

❹ 당신도 플라워 디자이너로 성공할 수 있다

전문화 시대인 21C에 유망 전문직업으로 각광받고
있는 플라워 디자이너가 되는 길, 분야 및 전망,
플라워 디자이너로 성공하기 위해 필요한 모든 것 수록.

허북구·박윤점·윤재길 지음 | 4·6배판(올컬러) | 256쪽 | 15,000원

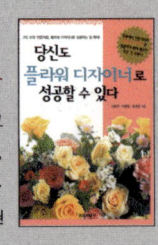

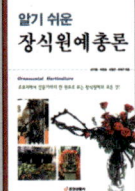

❺ 알기 쉬운 장식원예총론

갈수록 수요가 급증하고 있는 장식원예의 모든 것을 원예와
화훼 분야의 전문가들이 알기 쉽게 꾸민 완벽 가이드.

손기철 외 지음 | 4·6배판 | 268쪽 | 12,000원

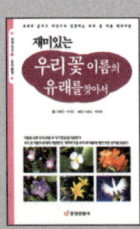

재미있는 우리 꽃 이름의 유래를 찾아서

다양한 우리 야생화를 이름의 유래를 통해 감상할 수 있는 원색도감.
우리 꽃 이름의 유래와 어원분석,
개화시기 등 우리 꽃 이름에 대한 모든 상식을 담았다.

허북구·박석근 지음 | 변형 신국판 | 232쪽 | 15,000원